Dominic Müller
Ich bin so wie ich bin

Dominic Müller

Ich bin so wie ich bin

Aus dem Leben eines Autisten

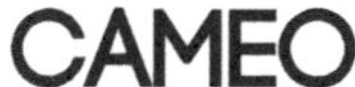

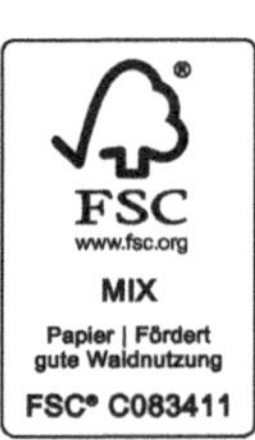

2. Auflage

Lektorat: Katja Völkel, Dresden
Umschlaggestaltung: werbemacher.ch, Thun
Umschlagabbildung: Lea Moser Fotografie, Bern
Layout und Satz: GGP Media GmbH, Pößneck
Druck und Bindung: CPI books GmbH, Leck
ISBN: 978-3-906287-37-9

Cameo Verlag GmbH, Rosenweg 25B, 3007 Bern
info@cameo-verlag.ch

Inhaltsverzeichnis

Mein Vorwort

Ich soll ein Vorwort schreiben, sagt Mami. Das würden alle Autoren machen. Und was schreibt man da? Ich denke, dass es etwas Individuelles sein sollte, was geschrieben wird. Das wird sicher gut kommen.

Ich bin Autist. Ich war ein schwieriger Fall. Bin ich das immer noch? Ich weiß es manchmal selber nicht. So gesehen ist es relativ. In etlichen Situationen sicher schon stark, aber richtigerweise entscheidet das jeder, der gerade mit mir zu tun hat, selbst, wie schwierig ich in diesem bestimmten Moment bin. Es geht nicht mit allen gleich gut oder schlecht. Es richtet sich immer nach meiner Tagesform und demjenigen, der gerade mit mir zu tun hat. Warum schreibe ich mit Menschen, denen ich gut gesinnt bin? Ganz einfach: Ich kann mich so ausdrücken. Sicher ist, funktionieren tut es meistens nicht auf Anhieb. Guter Rat ist viele Male gefragt. Der Mensch, der mich stützt, muss an mich glauben. Das ist Voraussetzung. Ausdauer und einen starken Willen braucht er auch. Wenn er zu früh aufgibt, dann wird das nichts. Ich schreibe ihm nicht schon beim ersten Mal, welche Farbe meine Unterhose hat. Das braucht Zeit. Es gibt Menschen, bei denen stimmt die Chemie – was für ein unschönes Wort, um diese Beziehung auszudrücken – recht schnell. Das erleichtert die Kommunikation untereinander sehr. Ich spüre die Schwingungen der Menschen stark, und das macht es nicht einfacher.

Dieses Buch habe ich mit großer Freude geschrieben. Ich danke all den Menschen, die mir bis dahin in irgendeiner Form geholfen haben, damit ich bis dahin gekommen bin. Sicher ist, dass es von allen Helfenden viel Ausdauer und Kraft gebraucht hat, um mich an diesen Punkt zu bringen. Ein ganz großer Dank geht an meine Mami und Lisa. Sie haben viele Stunden mit mir verbracht, um mit mir zu schreiben. Danke, danke, danke! So viele gute Menschen gibt es auf der Erde, man muss sie nur sehen und wahrnehmen. Danke Gabriel Palacios und deine guten Menschen im Kreis um dich herum. Du hast mir eine Stimme gegeben. Das ist grandios und treibt mich weiter an. So kann ich etwas dazu beitragen, damit wir Autisten verstanden werden, und Verständnis für uns aufgebracht werden kann, wenn es die Situation erfordert. Gabriel, du bist ein großartiger Mensch. Danke, danke, danke!

Es ist auch so, dass ich guter Dinge bin, dass es in meinem Leben vorwärts gehen wird. Ich spüre diese Energie in der Himmelssphäre, die jeder Mensch aufnehmen kann, um über sich hinauszuwachsen.

Ich wünsche allen ein vergnügliches Lesen meines Buches. Möge euch beim Lesen meiner Geschichten ein Licht aufgehen, vielleicht regen sie den ein oder anderen auch zum Nachdenken an, berühren eure Seelen oder entlocken euch ein Schmunzeln. Humor ist wichtig im Leben und erleichtert vieles.

Carpe diem.

Der Autismus und ich

Zu meiner Person

Dominic Müller ist mein Name. Ich wurde am 5. Januar 1994 geboren und bin in Grindelwald und Leissigen aufgewachsen. Komplett ungut ist, Gott hat mir eine Behinderung mit ins Leben gegeben. Autismus, so nennt die Gesellschaft meine Behinderung. Der Begriff Autismus kommt aus dem Griechischen und bedeutet „sehr auf sich bezogen sein". Autismus ist eine tiefgreifende Entwicklungsstörung. Ich bin aber nicht geistig behindert und ich habe die normale Schule besucht. Keiner nimmt mir meine Intelligenz. Ganz viele Leute meinen, ich sei nicht normal, aber das stimmt nicht. Ich nehme es nur nicht so genau mit den Anstandsregeln. Für mich ist es manchmal schwer, euch zu verstehen, weil es in mir ein Riesenchaos auslöst. Ich kann mich zum Beispiel nicht an eurer Mimik orientieren, deshalb fordere ich die Menschen heraus, mir ihre Emotionen in Großformat zu zeigen. Sie sollen bestimmt, klar und deutlich sagen, was sie fühlen und wollen, dann kann ich ihre Gefühle erkennen. Eure Welt ist poppig und wirr, es braucht viel Konzentration und Anstrengung, euch zu verstehen.

In weiter Form habe ich einen Asperger-Autismus, vermischt mit frühkindlichem Autismus. Ich hatte schon von Geburt an Anzeichen, aber die hat niemand verstanden. Menschen mit Asperger können sich vielmals mit Lautsprache verständigen, ich noch nicht. Viele Autisten haben

Inselbegabungen. Ich kann zum Beispiel etwas schreiben und nebenbei alle Geräusche und Gespräche erfassen und dazu noch für mich sprechen. Das löst aber furchtbare Geräusche in meinem Kopf aus, die Füße kann ich nicht mehr stillhalten und ich werde zappelig. Digitale Abläufe, Filmabspanne und vieles andere in dieser Richtung lassen mich in meine Welt abschweifen, wie vielleicht jemand, der Drogen genommen hat.

Licht und farbige Leuchten haben für mich gute und schlechte Besonderheiten. Die eine ist die, dass ich Licht vielmals lösche, weil es mir besser geht in der Dämmerung. Farbige Leuchten hingegen können mich teilweise beruhigen.

So habe ich euch einen vagen Einblick in meinen Autismus gegeben. Es gibt natürlich noch tausende von verschiedenen autistischen Verhaltensweisen, die ich hier gar nicht alle aufzählen kann.

Ich danke allen, die schon nur versuchen, uns Autisten zu verstehen und uns zu akzeptieren, so wie wir eben sind.

Ohnmächtig

Lohnend ist es nicht, als Autist auf die Welt zu kommen. Große Kummerfalten bekommen Eltern, wenn sie vom Arzt die Diagnose erhalten. Lohnend loben können Eltern ihr Neugeborenes bei einer solchen Diagnose deshalb nicht. Junge Menschen können aber nicht wählen, wie sie auf die Welt kommen wollen; johlend kommen komischerweise nur gesunde Kinder gut an.

Komplett blöd ist, dass keiner jung genug als Autist erkannt wird. Lohnen könnte sich von Anfang an eine intensive Therapie. Ohnmächtig kommen von alleine bindende Probleme auf solche Eltern zu. Jung wie sie sind, wissen sie sich nicht zu helfen. Komisch nur, dass niemand ihnen helfen kann. Es kommen ohnmächtige Fragen und niemand weiß eine Antwort. Besuchen uns Verwandte, von beiden Elternseiten, kommen immer gleich hunderte von Fragen, die niemand beantworten kann. Kinder haben damit kaum Probleme, aber Erwachsene.

Ordnung muss her und es wird nach Therapien gerufen. Komplett überfordert sind viele Eltern, denn sie wissen nicht, welche die richtige ist. Niemand kann ihnen wirklich raten, denn jeder hält seine für die Beste.

Noch nicht ruhmreich und ohne Erfolg kommen Leute von der Früherziehung mit viel Spielzeug, das für Autisten nichts taugt. Lohnend für Eltern sind logischerweise Kinderbuben oder Kindermädchen, zwar noch jung, aber entlastend für die Eltern.

Kommen später die Schuljahre, wird es noch schwieriger, denn Kinder mit Autismus gehören nicht selbstverständlich in die normale Schule. Es muss darum gekämpft werden und Schulbegleiterinnen müssen her. Junge Heilpädagoginnen oder Heilpädagogen eignen sich nicht für eine Schulbegleitung, besser sind ältere mit Erfahrung und Kenntnissen über Autismus. Komplett daneben ist es jedoch, wenn Lehrpersonen nicht begreifen, dass Autisten Schulbegleitung benötigen. Noch dürfen nicht alle bunten Autisten die Regelschule besuchen; noch ist ungewiss, wie es mit Autisten in der Schule weitergehen soll.

Junge Erwachsene mit Autismus haben es schwer, in der Berufswelt bunt Fuß zu fassen, es traut ihnen niemand etwas zu. Ohne viel Unterstützung durch hochgradige, mutige Fachleute geht gar nichts. Noch gibt es keine guten, bunten Berufsausbildungen für sie. Doch ohne Zukunftsperspektive lohnt es sich für junge autistische Leute nicht, nach Arbeit zu suchen. Gut, wer mutige, kommunikative Eltern hat, die nicht aufgeben und nach Arbeitsmöglichkeiten suchen. Noch nichts begreifend, beginnen sie, jubelnd gut gemeint, bei privaten Geschäftsleuten eine Stelle zu suchen. Zu jung, um genügend Erfahrung zu haben, stehen sie dann ohnmächtig da, wenn es nicht gut kommt. Pingelige Arbeitgeber haben in puncto Kompliziertheit autistischen Verhaltens noch Mühe, lockende Angebote zu machen.

Von sich aus in eine Institution für Behinderte zu gehen, kommt für die Eltern nicht infrage, sie sind noch nicht bereit dazu. Komisch ist, dass angeblich nur Fachleute wissen, was gut ist für Autisten. Institutionsleitungen nehmen Autisten nicht so gern, weil sie viel Aufmerksamkeit benötigen. Es muss hart gekämpft werden, schon nur für einen Platz in einer Beschäftigungsgruppe. Normal wäre, dass Autisten eine Arbeit machen könnten, die ihnen zusagt. Ohnmächtig ist, dass vieles nicht bezahlt wird von dem, was Autisten brauchen würden.

Noch ist der nobel, wer sich um kluge Autisten kümmert, Honigschlecken ist die Arbeit mit ihnen nicht. Lobenderweise gibt es aber immer mehr unkomplizierte Mitmenschen, die gut denken über Autisten und für sie kämpfen. Das sind Lichtblicke.

Selbstmotivation

Liebe Karin[1],
du hast mich gefragt, ob ich einen guten Rat wüsste, wie sich deine kranken Menschen wieder selber motivieren können.

Ich bin Autist und sage dir, es ist schwierig, wenn wir so speziell sind. Wir sind sonderbar und werden vielmals nicht verstanden. Ich hatte auch depressive Phasen. Da war ich noch jünger. Es gab nicht viel, was ich damals konnte. So gab es meine Mutter, die sicher viel dazu beigetragen hat, dass ich da rausgekommen bin. Es gibt aber noch heute Momente, in denen es mir Mühe macht, alles zu ertragen und auszuhalten. Was ich immer sage, und was ich selber auch immer wieder üben muss, ist den Willen aufzubringen, diesen Zustand zu ändern. Glücklich zu sein und sich zu freuen.

Es gibt da eine Sache, die ich auch mache: Das Positive an mir sehen. Also, ich sehe gut aus, habe tolle Haare und ich bin Autor. Das stellt mich unheimlich auf die Beine. Macht das auch. Schaut euch an, und sagt zu euch vor dem Spiegel: „ich habe schöne Beine", „ich kann ganz toll schreiben" oder „meine Ohren sind optimal angewachsen". Nicht weit suchen. Das müsst ihr immer wieder machen, jeden Tag. Ihr findet ganz schnell viele positive

---

1 Brief an Karin Schnellmann, Leiterin „BFK – Berufliche Förderung & Klärung" in Thun

Werte an euch. Es können auch immer wieder die Gleichen sein. So lernt ihr euch selber lieben. Das solltet ihr wirklich jeden Tag machen, und dankbar sein dafür. So dreht euer Unterbewusstsein von negativ auf positiv. Das ist der erste Schritt.

Gebt euch Zeit dafür. Gebt euch durch Gebete, oder etwas, was euch viel bedeutet, Halt. Ich habe das Universum und die Engel. Die sind für mich Seelenbalsam. Ich kommuniziere viel mit ihnen, und sage danke, dass sie mich führen. Ihr müsst Vertrauen finden in das Leben. So baut ihr eure Ängste ab. Sicher ist das ein Prozess, und der dauert etwas. Auch die schlechten Momente solltet ihr nicht werten, sonst würde auch ich nicht mehr leben wollen, denn ich ecke jeden Tag irgendwo an.

Es ist auch gut, wenn ihr euren Tagesablauf strukturiert. So wisst ihr genau, ich arbeite eine gewisse Zeit, die ich versuche einzuhalten, und dann erst kommt die Pause. Verlangt Motivation von euren Betreuern, das zu schaffen, und zwar genau in diesem Moment, an dem ihr aufgeben wollt. Ich habe das auch jahrelang geübt, und tue es immer noch.

Genauso wie ihr in der Natur Frieden findet. Beobachtet die Vögel, die Blumen. Ruht euch unter einem Baum aus, tankt Energie. Verbindet euch mit dem Einfachen im Leben. Stellt auch keine Ansprüche an das Leben, und akzeptiert eure momentane Krankheit, als sei sie ein guter Kollege, der euch etwas belästigt, sich aber wieder anders verhalten wird, wenn ihr ihn so akzeptiert, wie er ist. Genießt das Leben immer einen kleinen Schritt mehr, und akzeptiert eure Näpfchen der dunkleren Seite. Sie werden dann schneller wieder hell und klar.

Ich wünsche euch das Selbstvertrauen eines dürstenden Kamels in der Wüste, dass es eine Oase mit Wasser finden wird.

Mit den leuchtvollen Farben des Regenbogenlichtes grüße ich euch zuversichtlich und motiviert.
Dominic Müller

Die Diagnose

(Erika Müller)

Ich wurde in all den Jahren so viele Male gefragt, wie ich denn gemerkt hätte, dass mit Dominic etwas nicht stimmt.

Die Schwangerschaft verlief problemlos und im Austrittsbericht des diensthabenden Arztes im Krankenhaus stand: Spontangeburt, gesunder Knabe. Dominic weinte schon im Krankenhaus viel. Sie brachten ihn abends, so gegen elf, regelmäßig zu mir ins Bett, weil er nicht schlafen wollte. Ich kann mich auch erinnern, dass eine Freundin zu mir sagte, sie hätte noch nie ein so schönes Baby gesehen. Vielleicht drückte schon damals seine Einzigartigkeit durch.

Zu Hause war es anstrengend, denn Dominic schlief nicht besser als im Krankenhaus. Er bekam auch ein extrem juckendes Ekzem an seinen Wangen, die er sich nachts so blutig kratzte, dass ich ihm Fäustlinge nähte, die ich zum Schlafen über seine Hände zog. Wenn Babys weinen, versucht man ja oft, ihnen den Schnuller in den Mund zu stecken. Bei Dominic löste das oft Brechreiz aus, und die ganze Nahrung kam im hohen Bogen retour. Es grauste ihn sicher schon damals vor diesem Silikonzeugs im Mund.

Auffällig wurde er für mich in dieser Situation: Wir saßen am Tisch beim Essen, Dominic neben uns im

Kindersitz. Immer wenn ich zu ihm sprach, reagierte er nicht. Das fiel mir immer mehr auf, und ich vermutete, dass er nicht hörte. Dominic war damals etwa dreizehn Monate alt. Wenn ich etwas über Autismus gewusst hätte, wären mir auch andere auffällige Verhaltensweisen von ihm eher bewusst geworden. Er stopfte sich alles in den Mund – angefangen von Blumenerde, über Hydrokugeln, Styroporkugeln vom Kinderstaubsauger, Sand bis hin zu Steinen – einfach alles, was er so finden konnte. Auffallend war auch sein Zehenspitzengang, sobald er richtig laufen konnte. Das tat er auch erst mit fünfzehn Monaten. Er schlürfte tagelang Meerwasser, bis er Durchfall bekam. Spazierte am Strand tagelang hin und her. Wenn der Fernseher lief, ging er mit dem Gesicht ganz nah an den Bildschirm ran. Er kniete am Salontisch und bewegte sein Spielzeugauto hin und her, völlig konzentriert auf die sich drehenden Räder. Manchmal, wenn es an der Haustür klingelte und Dominic die Person sah, warf er sich rückwärts zu Boden und klopfte mit seinem Schädel auf den Untergrund. Beruhigen konnte man ihn in dieser Situation sehr schlecht. Sprachlich kommunizierte er einzelne Wörter wie Mama, Papa, ogi, ugi, agi und acht. Das fiel aber nach kurzer Zeit wieder weg.

Aufgrund unserer Vermutung, dass unser Sohn nicht hören könnte, nahmen wir Kontakt mit dem Kinderarzt auf, der uns einen Termin bei einer Psychologin im Kinderspital Bern vermittelte. Er meinte, dass es auch eine Entwicklungsverzögerung sein könnte. Jungs seien ja manchmal etwas später als das weibliche Geschlecht. In Bern wurde die Psychologin jedoch auch nicht fündig und es wurde ein Hörtest gemacht. Dominic reagierte dabei auch nicht großartig, und der Professor tadelte uns, dass man das als Eltern eigentlich schon früher hätte merken müssen. Dominic wurde dann ein Schlafsirup verabreicht und daraufhin an ein Messgerät angeschlossen, das attestierte, dass Dominic zu hundert Prozent hörte. Das Schlussgespräch blieb der Arzt uns bis heute schuldig.

Da jetzt guter Rat teuer war und man nicht wusste, was los war, verschrieb die Psychologin für Dominic Früherziehung. Dabei kommt eine Fachperson zu dem Kind nach Hause und versucht spielerisch herauszufinden, wo die Ursache liegen könnte. Bei Dominic zeigte diese Maßnahme wenig bis keinen Erfolg. Vielmals zog die Frau entmutigt von dannen, bis sie eines Tages, Dominic war inzwischen zweieinhalb Jahre alt, den Ausdruck Autismus fallen ließ und die Vermutung in den Raum stellte, dass unser Sohn eventuell solche Züge haben könnte. Ich wurde aufmerksam, denn endlich gab es einen konkreten Verdacht, und erkundigte mich daraufhin in einer Buchhandlung, wo mir ein Autismus-Ratgeber empfohlen wurde. Auf einer Seite waren zehn Verhaltensweisen angegeben, die auf ein autistisches

Verhalten hindeuteten. Ich konnte acht von zehn Übereinstimmungen finden und meldete mich daraufhin beim Kinderarzt mit meinem Verdacht. Er konnte mir aber diese Vermutung nicht bestätigen, mit den Worten, dass er sich mit Autismus gar nicht auskenne.

Ich erzählte meiner Freundin von meiner Vermutung, und wie es der Zufall oder das Schicksal manchmal so will, war sie gerade in Behandlung bei ihrem Hausarzt. Wie sie wusste, hatte er zwei autistische Brüder. Sie fragte ihn, ob er sich Dominic mal anschauen würde.

Er nahm sich die Zeit, und Dominic hüpfte im Behandlungszimmer auf Zehenspitzen auf und ab, gab dabei unartikulierte Laute von sich. Nach fünf Minuten Beobachtung war es für den Arzt klar: Dominic zeigte deutliche Anzeichen für Autismus! Eigentlich wollte ich diese Diagnose nicht hören und doch war ich im ersten Moment froh, endlich Klarheit zu haben. So konnte er auch bei der Invalidenversicherung (IV) angemeldet werden. Dominic war jetzt fast drei Jahre alt. Autismus war vor zwanzig Jahren für viele noch ein Fremdwort. Glücklicherweise hat sich das Wissen um die Krankheit bis in die heutige Zeit massiv verbessert.

Was ist Autismus

(Cordilia Derungs)

Der Schweizer Psychiater *Eugen Bleuler* prägte den Begriff Autismus um 1911 im Rahmen seiner Forschungen zur *Schizophrenie*. Er bezog ihn ursprünglich zunächst nur auf diese Erkrankung und wollte damit eines ihrer Grundsymptome beschreiben – die Zurückgezogenheit in eine innere Gedankenwelt. Bleuler verstand unter Autismus „die Loslösung von der Wirklichkeit zusammen mit dem relativen oder absoluten Überwiegen des Binnenlebens".

Der Psychoanalytiker Sigmund Freud beschäftigte sich etwa zur selben Zeit mit den Begriffen „Autismus" und „autistisch" von Bleuler und setzte sie mit „Narzissmus" bzw. „narzisstisch" gleich – als Gegensatz zu „sozial".

Die Begriffsbedeutung wandelte sich mit der Zeit von „dem Leben in einer eigenen Gedanken- und Vorstellungswelt" hin zu „Selbstbezogenheit" in einem allgemeinen Sinn.

Hans Asperger und *Leo Kanner* nahmen den Autismusbegriff dann 1943 und 1944 auf. Sie sahen in ihm aber nicht mehr nur ein einzelnes Symptom wie Bleuler, sondern versuchten damit gleich ein ganzes *Störungsbild* eigener Art zu erfassen. Sie unterschieden dabei Menschen mit Schizophrenie, die sich aktiv in ihr Inneres zurückziehen, von jenen, die von Geburt an in einem Zustand der inneren *Zurückgezogenheit* leben. Letzteres definierte nunmehr den Begriff „Autismus".

Grundlagenforschung

In der Forschung werden verschiedene mögliche Ursachen oder Auslöser von Autismus untersucht. Genetische Faktoren, Spiegelneuronen, Abweichungen im Verdauungstrakt, Vermännlichung des Gehirns, atypische Konnektivität (atypischer Informationsfluss im Gehirn), Umwelt und mögliche kombinierte Faktoren.

Es gibt nach wie vor mehr Fragen als Antworten in der Autismusforschung.

Die Ausprägungen von Autismus umfassen ein breites Spektrum. Manche Eltern, Bezugspersonen oder „Fachleute" wünschen sich eine „Heilung" einer starken Ausprägung des Autismus. Viele Erwachsene mit leichter Ausprägung des Autismus haben gelernt, mit ihren autistischen Eigenarten zurechtzukommen. Sie wünschen sich oft die Akzeptanz durch ihre Mitmenschen. Auch sehen sie Autismus nicht als etwas von ihnen Getrenntes, sondern als integralen Bestandteil ihrer Persönlichkeit.

Dominic und der Autismus

Dominic ist das mittlere von drei Kindern. Die Schwangerschaft sei problemlos gelaufen, er ist in der 40. Woche zur Welt gekommen. Die Geburt gestaltete sich als sehr schwierig, da Dominic mit den Achseln im Geburtskanal hängen geblieben sei. Als er 10 Monate alt war, fiel der Mutter auf, dass mit Dominic etwas nicht stimmte. Nach mehreren Untersuchungen und eingeleiteter Früherziehung wurde im Jahre 1998 die Diagnose frühkindlicher Autismus gestellt.

Erstbegegnung am 25.9.2000 im Alter von 6 Jahren

Dominic kommt ins Untersuchungszimmer, schaut sich um, entdeckt 2 Autos und hält sich an diesen fest. Er begrüßt mich nicht, er schaut mich nicht an, er bleibt auf Distanz. Beim Seifenblasenmachen ist er bereit, sich zu beteiligen. Es gelingt ihm nicht, gezielt Seifenblasen zu produzieren. Seine Frustrationstoleranz ist sehr klein, und er ist nicht bereit, sich von mir helfen zu lassen. Dominic läuft weg. Danach ist es nur mit großer Anstrengung möglich, ihn nochmals für einige Tätigkeiten zu motivieren. Die Anwesenheit der Eltern beruhigt ihn und ich kann mit viel Vorsicht eine Teilaufmerksamkeit gewinnen.

Dominic ist Rechtshänder. Er ist bereit, verschiedene Materialien anzufassen. Er kann mit Farb- und Malstift umgehen, wobei die Kraftdosierung schwach ist. Dominic kann bei einem geometrischen Formenbrett die Formen problemlos zuordnen. Größen und Farben bereiten ihm keine Schwierigkeiten. Ein vierteiliges Puzzle kann er mit wenig Hilfe zusammensetzen. Seine Hand-Hand- und Hand-Augen-Koordination ist bei diesen Aufgaben angepasst. Dominic kann einen Ball fangen, ist aber nicht bereit, mir den Ball zurückzuwerfen.

Das Sprachverständnis zeigt sich während der Abklärungssituation nicht altersentsprechend. Dominic versteht wohl einzelne Wörter, kann in einer fremden Umgebung und mit einer fremden Person aber sehr wenig damit anfangen. Sobald ihn aber ein Material interessiert, ist er aufmerksamer und kann einigen verbalen Aufforderungen im Zusammenhang mit dem Situationsverständnis Folge leisten. In solchen Situationen zeigt er ein großes Lernpotenzial.

Dominic hat keine verbale Sprache. Es gelingt ihm auch nicht, einzelne Laute zu imitieren. Er zeigt eine stimmliche Stereotypie, bei der ich folgende Laute höre: „ai, ui, oi, ogi, agi, ei".

Die oben genannten Verhaltensbeobachtungen lassen den „Laien" wahrscheinlich keinen Autismus erkennen. Es könnte sich jedes Kind in bestimmten Situationen so verhalten. Die aufschlussreichen, beobachtbaren Verhaltensweisen bestehen aus: Inspizieren des Untersuchungszimmers, Ausschau halten nach bekannten oder interessanten Objekten, sich daran festhalten. Die anwesende Person ist kein Bezugspunkt, Blickkontakt wird nicht gesucht, sondern vermieden. Die Seifenblasen bekommen Aufmerksamkeit, die Person, welche die Seifenblasen produziert, wird nicht beachtet, Seifenblasen selber produzieren gelingt nicht. Daraus entsteht Frustration, die Hilfestellung der erwachsenen Person wird nicht angenommen, ist bedrohlich, also wird weggelaufen oder geschrien.

Bei den Autismus-Spektrum-Störungen kann eine erfahrene Person die Kernsymptomatik sehr schnell wahrnehmen. Sie kann das Kind nicht auf gleiche Weise erreichen wie ein neurotypisches Kind.

Erst die bewusste Beziehung und Verbundenheit mit sich selber lässt Beziehung und Verbundenheit mit anderen Menschen zu. Aus diesem Grund sind die Eltern – insbesondere die Mütter – lange die einzigen Vertrauenspersonen eines Kindes mit Autismus. Die Verbundenheit der Mutter zu ihrem Kind ist nebst der eigenen Verbundenheit wohl die stärkste.

Menschen sind in ständiger Interaktion mit der Umwelt. Bei einem neurotypischen Baby steht die erste soziale Interaktion mit der Mutter und weiteren Bezugspersonen im Zentrum. Bei Kindern mit Autismus merken die Mütter schnell, dass etwas „anders“ ist. Sie spüren die Verbundenheit nicht, anders oder immer nur von sich ausgehend. Dies verunsichert und die Interaktion beginnt das eigene Selbst in Angst zu versetzen. Viele Fragen, Ungewissheiten, Selbstzweifel und „Hilfeschreie“ beeinträchtigen die natürliche, liebende Verbundenheit mit dem Kind. Die Mütter werden oft lange mit ihren Ängsten alleine gelassen oder werden vertröstet, „das kommt schon noch“.

Durch Beziehungen, Verbundenheit und Interaktion mit der Außenwelt lernt das Kind. Dominic interessierte sich bereits früh für die Technik oder allgemein, wie Dinge funktionieren. Die Interaktion mit Menschen, welche ihn zur Erkundung und zum Verstehen der dinglichen Welt geholfen hätten, war und ist schwierig.

Dominic geht seinen eigenen, ihm bestimmten Weg, wie wir alle. Durch die Technik und die Verbundenheit mit seiner langjährigen Heilpädagogin und Freundin hat er nun ein Buch geschrieben, mit dem Wunsch, dass noch viele neurotypische Menschen versuchen, Menschen mit Autismus zu verstehen und sie so zu akzeptieren, wie sie sind.

aaa autismus approach
Cordilia Derungs

Ich

Ich bin ein autistischer Mensch, ein Mensch mit frühkindlichem Autismus. Was ist das? Mit einer sicheren Diagnose kommt auch ein normaler Mensch nicht zurecht. Ich habe Autismus dritten Grades. Das ist stark. So benehme ich mich vielmals auch. Ich spreche nicht und gebe sabbernde Laute von mir. Das passt gut vom Ausdruck her, denn ich empfinde es so. Ich verstehe nach vielen Jahren ABA – das ist eine Verhaltenstherapie aus Amerika[2] – viel mehr als früher. Ich habe so lesen gelernt und Schuhe binden. Auch viele Wörter verstehe ich dadurch und begreife Ausdrücke. Das war harte Arbeit. Anfangs musste ich lernen, mich auf Befehl an den Arbeitstisch zu setzen und ruhig zu sein. Wenn ich das dann gekonnt habe, ging es weiter mit Füße stillhalten und Hände verschränkt auf den Tisch legen. Das brauchte Zeit und Nerven von mir und von meinen Therapeutinnen und war eine happige Zeit für alle. Wenn ich gut war, gab es eine Belohnung. Das war stark und obercool. Was ich am liebsten habe, sind Chips. Sicher war die Belohnung nur bei guter Arbeitshaltung und einem entsprechenden Arbeitsresultat. Manchmal ging das die ganzen drei Therapiestunden super. Aber Sicherheit gab es nie, dass es so verflixt optimal gut klappte. Sicherheit ertrage ich gut,

---

[2] Siehe Artikel über ABA, nachzulesen auf Seite 43

aber mein Autismus Jonas – den Namen gebe ich ihm – legte mir Falle um Falle, die dann gottlos brutal zuschnappt. Scheiße, echt scheiße war und ist das manchmal. Ich will immer alles richtig machen. Dazu zwingt mich mein Autismus. Wenn es nicht klappt, bringt das eine große Unruhe in mich und ich muss schreien, meine Sprechorgien durchziehen und kann damit nicht aufhören. In der Nase bohren, Lippen ziehen, mich seitwärts in die Wange klemmen und so vieles mehr kann dann passieren. Ich bin aber ein Glückskind. Meine Eltern, vor allem meine Mami, ist eine grandiose Kämpferin, denn sie ist immer auf der Suche nach neuen Sachen. Sei das auf spiritueller Ebene, Ernährung, Alternativmedizin und eben immer noch ABA.

Ich bin während der Woche im Behindertenwohnheim und darf zweimal in der Woche nach Hause, um Therapie zu machen. Zu Hause ertrage ich es fabulös und gebe mir fast immer Mühe in der Therapie. Wenn ich Mami auf den Sack gehe, dann droht sie mir immer, dass ich jetzt dann in Meiringen[3] bleiben könne. Sie geht mir ja manchmal auch auf den Sack, aber ich weiß auch, dass ich sie brauche. Aber auch großartig sind meine Schwestern. Sie sind verständnisvoll und verstehen mich gut. Melanie und Nathalie machen vieles mit mir, ertragen vieles und setzen sich auch für mich ein. Sicher zicken sie auch rum, aber

---

[3] Dort befindet sich das Behindertenwohnheim.

das machen alle Frauen. Eine Sache ist klar: wir brauchen das weibliche Geschlecht, sonst wären wir einsam.

Ich arbeite gerne etwas, und wenn ich etwas gut kann, dann umso lieber. Aber nichts tun ist auch nicht ohne. Ich arbeite nur auf Aufforderung hin. Das ist auch nicht so toll, aber es geht auch nicht so gut ohne Aufsicht. Ich habe manchmal den Drang abzuhauen und mal alleine wegzubleiben. Sie haben dann ein paarmal die Polizei angefordert, um mich zu suchen. Das war, glaube ich, immer eine große Aufregung. Ich wäre noch immer zurückgekommen. Die mochten einfach nicht lange genug warten. So gesehen kann ja die Polizei schon mal was tun für mich, ich bezahle ja auch Steuern. Auch bringe ich etwas Schwung in den Alltag meiner Mitmenschen und halte sie auf Trab. Manchmal macht das Spaß und manchmal bin ich auch traurig und muss weinen, weil ich wieder mal nicht so funktioniere, wie die lieben Mitmenschen es von mir erwarten. Ich weiß nicht, ob sie sich wirklich bewusst sind, ob das immer das Beste ist für mich. Aber ich weiß, dass sie nur das Beste wollen für mich.

Das Leiden hat einen Namen

(Erika Müller)

Wie weiter?

Meine Vermutung wurde bestätigt. Es brachte Erleichterung, das Leiden von Dominic mit einem Namen benennen zu können. Gleichzeitig war es jedoch auch ein Schock, zu erfahren, dass unser Kind nicht gesund, sondern sogar unheilbar beeinträchtigt ist. Wir Eltern mussten das erst einmal verdauen. Ratlosigkeit und Trauer vermischten sich miteinander, die Nächte des Nachdenkens waren nach der Diagnosestellung lang und quälend. Irgendwann mussten wir jedoch die Entscheidung treffen, uns neu zu motivieren, um die große Herausforderung, ein Kind mit einer Beeinträchtigung zu haben, anzupacken. Wir wollten uns nicht durch Elend und Resignation demotivieren lassen.

Ich deckte mich kurz nach der Diagnosestellung „frühkindlicher Autismus" mit Büchern über Autismus ein, um wenigstens rudimentär zu verstehen, was im Kopf von Dominic geschieht. Mein Mann nahm sich dem administrativen Teil an, was bis zum heutigen Zeitpunkt genauso viel Energie abverlangt, wie einen autistischen Menschen zu fördern. Ich danke meinem Mann herzlich für all die Unterstützung, die er mir und der ganzen Familie unermüdlich bietet.

„Autismus Schweiz" organisiert regelmäßig Tagungen in Zürich. Wir lernten dort betroffene Eltern kennen, dadurch fühlten wir uns nicht mehr so alleine und hilflos. Wir schlossen uns einer Elterngruppe an, die sich sehr intensiv mit Autismus beschäftigte und sich weltweit informierte über neue Erkenntnisse zu diesem Krankheitsbild. Als Eltern waren wir in der Gruppe stets auf der Suche nach Hilfe für unsere Kinder. Beispielsweise war die gluten- und laktosefreie Diät sowie Nahrungsergänzungsmittel ein Thema. Wir haben vieles versucht, bei Dominic konnte ich bei all diesen gut gemeinten Versuchen keine wesentliche Veränderung im Verhalten feststellen.

Im Alter von vier Jahren suchten wir für Dominic einen Platz in einer Behinderteninstitution. Durch den stets stressigen Alltag war ich über diese Entlastung sehr froh. Ich hatte den Eindruck, dass er gerne in diese Institution ging. Der geregelte Tagesablauf vermittelte ihm Orientierung und Sicherheit.

Ich besuchte auch einen Workshop für Gestützte Kommunikation[4]. Dies bedeutete für mich eine weitere

---

4 Weitergehende Informationen über die Gestützte Kommunikation auf Seite 41.

Hoffnung, eine Verbindung mit Dominic aufnehmen zu können. Eine betroffene Mutter aus der Elterngruppe zeigte mir auf, wie ich meinem Sohn möglichst viel Unterstützung geben könnte.

Wie es das Schicksal wieder mal einrichtete, hatten wir im Winter 1999 einen großen Schneefall, dass wir in Grindelwald wegen erhöhter Lawinengefahr eine Woche von der Außenwelt abgeschnitten waren. Dies bedeutete, dass Dominic nicht in die Behinderteninstitution gehen konnte. Er war zu dieser Zeit fünf Jahre alt. Nun wollte ich endlich wissen, ob Dominic nebst Autismus auch eine geistige Beeinträchtigung hatte. Also verkroch ich mich zusammen mit Dominic nahezu eine ganze Woche lang in seinem Zimmer. Ich hatte mir fest vorgenommen, mein Ziel zu erreichen. Dominic sträubte sich anfangs sehr energievoll und lautstark, sich zu mir hinzusetzen, geschweige denn neben mir sitzen zu bleiben. Bereits dieses Vorhaben dauerte Stunden. Ich vermute, dass er meinen festen Willen, mein Ziel zu erreichen, gespürt hat. Irgendwann wurde sein Widerstand gebrochen. Ich kommunizierte ihm meinen Willen die ganze Zeit über, ohne dass ich wusste, ob er meine Worte verstehen konnte. Im ersten Schritt brachte ich ihm das Zeigen auf Dinge bei. Wichtig ist bei autistischen Menschen, dass sie klar vermittelt bekommen, was ihre Aufgabe ist. Es dürfen keinesfalls zwei Aufträge zugleich gegeben werden.

Mehrere Anforderungen zur gleichen Zeit lösen große Verwirrungen aus, in Folge wäre eine Kooperation unmöglich.

Für mein Vorhaben hatte ich mir einen Lernschreibkoffer für Kinder gekauft. Die einzelnen Buchstaben des ABC waren auf magnetische Holzklötze geschrieben. Dazu gab es Tafeln mit Magnetstreifen, damit die Buchstabenklötze nicht verrutschten. Auf dem Magnetstreifen waren diverse Namen bereits vorgeschrieben. Zu diesen Namen gehörten Holzklötze mit entsprechend passender Zeichnung. Ich klemmte mir Dominic zwischen die Beine, legte seine Hand in meine geöffnete Hand und zeigte mit ihm zusammen auf einen Holzklotz, auf welchem ein Baum abgebildet war, und sprach ihm das Wort „Baum“ vor. Wir übten immer wieder dasselbe, bis er zu begreifen begann, was ich von ihm wollte, wenn ich „zeig Baum“ sagte.

Als ich merkte, dass er sich gut führen ließ, war der nächste Schritt, meine Führung zurückzunehmen und ihn aus eigener Initiative führen zu lassen. Das heißt, er übernimmt die Führung des Zeigens, ich gebe dabei ganz sanften Rückzug mit dem Arm. Das übten wir so lange, bis diese Bewegung der Eigeninitiative stark genug war. Ich übte mit ihm weitere Zeichnungen. Mir war es wichtig, dass er den Ablauf „Zeigen“ verstand. Ob er die Bedeutung der Namen kannte, wusste ich nicht. Die Stunden vergingen wie im Flug. Dominic verweigerte die Zusammenarbeit immer wieder, und ich brauchte sämtliche Energie der Welt, um nicht zu resignieren.

Im nächsten Schritt sollte Dominic die vorgegebenen Wörter mit Buchstabenklötzen nachschreiben oder wir schrieben den Namen passend zum Bild auf dem Klötzchen. Mit der Zeit merkte ich, dass Dominic nicht geistig behindert ist. Bald schrieb ich ihm Fragen auf über unsere Familie, zum Beispiel: Wie heißt du? Darunter zwei Auswahlantworten: „ich heiße Dominic" sowie „ich heiße Hans". Das musste wiederum mühsam geübt werden, bis Dominic begriff, was er tun sollte. Dies waren unsere Anfänge mit der Gestützten Kommunikation. Als wir diese erste Hürde genommen hatten, versuchte ich im nächsten Schritt, mit ihm zu schreiben. Das brauchte nochmals einen ungeheuren Energieschub von mir, damit er auch für diese Arbeit bereit sein konnte.

Es dauerte mehrere Jahre, bis Dominic sich mittels der Gestützten Kommunikation so ausdrücken konnte, wie er es heute tut. Dominic schreibt jetzt mühelos mit mir, seit achtzehn Jahren. Wenn eine neue Person mit ihm schreiben möchte, braucht diejenige Person stets viel Ausdauer und den festen Willen, es mit ihm zu schaffen. Um ganz persönliche Angelegenheiten mit ihm zu besprechen, benötigt es unglaublich viel Zeit, viel Übung und viel starken Willen von der stützenden Person. Ich bin heute überglücklich, die Gestützte Kommunikation kennengelernt zu haben, um dadurch mit Dominic kommunizieren zu können. Es ist so wertvoll für jeden Menschen, sich mitteilen zu können. Die Methode der Mitteilung ist dabei egal, Hauptsache, Kommunikation ist möglich.

Die Gestützte Kommunikation

(facilitated communication, kurz: fc)

Definition von Wikipedia (17.08.2017): Ein Kommunikationshelfer, der sogenannte Stützer, berührt eine kommunikationsbeeinträchtigte Person, Schreiber oder auch Nutzer genannt. Diese körperliche Hilfestellung soll es der kommunikationsbeeinträchtigten Person ermöglichen, eine Kommunikationshilfe zu bedienen. Die Gestützte Kommunikation gilt bei vielen Praktikern und einigen Wissenschaftlern als Methode der Unterstützten Kommunikation – ein Fachgebiet, das sich mit alternativen und ergänzenden Kommunikationsformen für Menschen beschäftigt, die nicht oder nur unzureichend über Lautsprache verfügen.

In ihrer heutigen Form wurde die Gestützte Kommunikation Ende der 1970er Jahre von der Australierin Rosemary Crossley entwickelt, die einen Weg zur Kommunikation mit einer jungen cerebralparetischen Frau suchte. Später wurde die Methode auch bei Menschen mit Autismus und Down-Syndrom angewandt, heutzutage unabhängig von der medizinischen Diagnose allgemein bei Personen mit einer schweren Kommunikationsbeeinträchtigung.

Bei der Gestützten Kommunikation ist die alternative Kommunikationsform fast immer die Schriftsprache, in Einzelfällen werden auch alternative Symbolsysteme benutzt, beispielsweise Piktogramme. Die jeweiligen Symbole werden dabei entweder auf einer Kommunikationstafel bereitgestellt oder auf einer Schreibmaschine, einem Computer oder einem Sprachausgabegerät.

Das Besondere bei der Gestützten Kommunikation ist, dass die Symbole von der kommunikationsbeeinträchtigten Person (Schreiber oder Nutzer genannt) unter Hilfestellung einer zweiten Person, des so genannten Stützers, angesteuert werden. Der Stützer soll dem Schreiber das Zeigen auf die Buchstaben bzw. das Tippen auf der Tastatur erleichtern, indem er die Hand oder ein anderes Körperteil des Schreibers berührt, leichten Gegendruck ausübt, die Auswahl offensichtlich falscher Tasten verhindert und ähnliche körperliche Hilfestellungen gibt. Hierbei gilt das Prinzip der Minimalstützung. Um eine unabhängige Kommunikation zu ermöglichen, wird es als wichtig erachtet, die physische Stütze von Hand bis Schulter immer weiter zurück zu nehmen und diese schlussendlich sogar ganz auszublenden.

ABA (Applied Behavior Analysis)

(Erika Müller)

Seit vielen Jahren dokumentieren unter anderem die US-amerikanische Fachzeitschrift „Journal of Applied Behavior Analysis" und auch das Journal „The Analysis of Verbal Behavior" die wissenschaftlichen Forschungen und experimentellen Studien, die auf unabhängige Weise die Wirksamkeit von ABA bei Personen mit Autismus-Spektrum-Störungen und ähnlichen Entwicklungsstörungen belegen. Im Report von 1999, Kapitel 3, gibt der „U.S. Surgeon General" (oberster Amtsarzt der US-Gesundheitsbehörden) Folgendes bekannt: „30 Jahre Forschung haben bestätigt, wie wirksam angewandte Verhaltensmethoden unangemessene Verhaltensweisen abbauen und Kommunikations- bzw. Lernfähigkeit sowie angemessenes Sozialverhalten aufbauen." Laut diesem Report ist ABA die einzige Interventionsmethode, die in der Lage ist, einen zuverlässigen Langzeitnutzen für Personen mit Autismus-Spektrum-Störungen zu demonstrieren.

Es war wiederum dieselbe betroffene Mutter, die mich auf die ABA-Therapie aufmerksam machte mit den Worten: „Wenn du willst, gehe ich vor dir auf die Knie, aber mach bitte diese Therapie!". Da musste ja was dran sein, wenn sie sogar einen Kniefall in Kauf nahm. Ja, das war wirklich ein guter Entscheid – und ist es immer noch. Sie gab mir die Adresse von einer Fachperson. Nach dem ersten Gespräch mit dieser Fachperson war für mich klar, dass ich diese ABA-Therapie machen wollte. Wir stellten eine Dokumentation mit diversen Förderungsprogrammen zusammen, die speziell auf Dominic abgestimmt waren. Ich suchte mir zwei bis drei Therapeuten, welche als Schweizer ABA-Supervisoren in das Programm eingearbeitet wurden. Diese Therapeuten arbeiteten mit Dominic mehrere Male in der Woche jeweils drei Stunden lang. Wichtig war, dass verschiedene Personen mit Dominic arbeiteten, damit er sich nicht auf einen Therapeuten fixierte. Dominic machte in den ersten Jahren so große Fortschritte, dass jeweils monatlich eine Supervision notwendig war, um die Teilschritte neu anzupassen.

Die Programme bestanden aus verschiedenen Kategorien. So zum Beispiel beinhalteten sie das Zeigen nach Aufforderung, eine grob- und feinmotorische Förderung, betrafen das Sprachverständnis, Schreiben, das Benennen von Gegenständen, Ankleiden, den Toilettengang, Mathematik, Spielen, Selbsthilfe erlangen usw. Dominic lernte unter anderem auch das Binden seiner Schuhe, das Fahrradfahren und viele alltägliche Dinge mehr.

Dominic konnte vor der ABA-Therapie nicht viel mehr artikulieren als ein paar zusammenhängende

Laute. Das Training der verbalen Sprache begann immer mit der Aufforderung: „Mach e Ton“. Es brauchte viel Geduld, bis er das konnte. Daraufhin begannen wir mit den Phonemen. Ein Phonem nach dem anderen. Die Phoneme wurden wie Vokale ausgesprochen, also B und nicht Be. Alles andere hätte ihn nur verwirrt. Erstaunlich war, dass er beim Buchstaben „I“ fast ein halbes Jahr gebraucht hat, bis er denjenigen richtig aussprechen konnte. Da ist die Unterstützung der Fachperson ganz wichtig, allein schon, um den Glauben daran nicht zu verlieren, dass er es schaffen wird. Am Ende hat sich die Arbeit ausgezahlt, denn Dominic hat es geschafft.

Er hat durch die ABA-Therapie lesen gelernt. Zwar liest er noch nicht sehr deutlich und in der notwendigen Lautstärke, aber er kann lesen und die umstehenden Personen verstehen das Gelesene. Ganz schwierige Wörter haben wir mit Bindestrichen abgetrennt, und Wortsilbe für Wortsilbe separat geübt. Schwierige Wörter wurden beim Lesen von hinten nach vorne geübt. Er liest manchmal die Untertitelungen beim Fernsehen sogar laut und deutlich. Erfahrungsgemäß sind die passende Tagesform sowie die notwendige Eigeninitiative maßgeblich zuständig für gute Resultate. Dominic hat in all den Jahren mit der ABA-Therapie ganz tolle und großartige Fortschritte gemacht, auf die er stolz sein kann. Wir sind auch stolz über diese Leistung. Viele Stunden haben wir zusammen, mit all unseren zahlreichen Therapeutinnen und Therapeuten, am Schreibtisch in seinem Zimmer verbracht. Es hat sich gelohnt. Mir gab es immer ein gutes Gefühl zu wissen, dass er während dieser Therapiestunden sinnvoll gefördert wurde. Ich konnte somit die Zeit, während die Therapeuten mit Dominic arbeiteten, ohne schlechtes Gewissen genießen und für mich persönlich nutzen. Noch heute will ich der lieben betroffenen Mutter danken für den Kniefall, den sie gegebenenfalls für mich gemacht hätte.

Hallo, guten Abend

Durch meinen starken Autismus, der mir alle Fettnäpfchen der Welt beschert, die die Umwelt parat hat, ist vieles nicht so einfach für mich. Ich spreche noch nicht so viel und schreibe gestützt. Doch ich übe, um es eines Tages ganz allein zu vollbringen.

Dass Sie heute hier sind, ist schon ein guter Schritt. Es braucht solche Menschen wie Sie. Ich denke, dass es sicher nicht einfach ist, sich auf spezielle Menschen einzulassen. Das habe ich selbst schon zu oft erlebt.

Sie brauchen eine große Motivation für Menschen, die etwas anders wirken, als Sie es gewohnt sind. Was Sie unbedingt haben müssen, ist Vertrauen in einen guten Menschen. Weil wir zwar gut sind, aber etwas anders.

Was es auch braucht, sind Hartnäckigkeit und motivierende Worte. Geben Sie auch sich Geduld und Mut. Es klappt dann viel besser, denn wir spüren das sehr genau. Ich habe eine gute Mutter, die so hartnäckig ist und so viel Ausdauer gezeigt hat, dass ich sonst nicht so weit wäre, um Ihnen diesen Text zu schreiben. Sie hat immer an mich geglaubt, und tut es jetzt noch. Denn ich bin noch nicht fertig mit mir selbst. Und lernen kann man ein Leben lang. Vielleicht sind Sie gerade dabei, etwas dazuzulernen. Etwas, das sie später mit Genugtuung erfüllt. Ich wünsche es Ihnen. Mit diesen wenigen Gedanken möchte ich Sie motivieren, jemandem eine Chance zu geben, sich wieder zurechtzufinden in dieser chaotischen Welt. Und denken Sie ab und zu mit dem Bauch. Der weiß es nämlich oftmals besser.

Füllen Sie Ihre Sinne mit tausend Lichtern und Feinfühligkeit für das Wesentliche.

Mit hoffnungsvollen Grüßen,

Dominic Müller

Die Entscheidung des Menschen, sich zu verändern

Ich versuche, richtig vorwärts zu kommen. Es gelingt nicht immer gleich gut. Manchmal geht's eher rückwärts als vorwärts. Das ist dann ziemlich frustrierend und nicht förderlich. Ich bin auch dann nicht so positiv in den Gedanken wie sonst. Was treibt mich an? Es ist die unterbewusste Kraft. Das ist ein Wunderwerk. Es ist eine Kraft, die einen Menschen auch manipulieren kann. Negativ wie positiv. Es geht darum, dass sich die Menschen viel zu viel von außen beeinflussen lassen. So viele Einflüsse verschiedener Art stürzen auf uns ein. Man wird regelrecht vergewaltigt davon. Das fordert uns gewaltig in unserem Alltag. Ganz genau gesagt in unserem ganzen Leben. Denn das wird nicht aufhören. Ich habe dieses Gefühl eigentlich täglich, denn meine Herausforderungen im Alltag sind riesengroß. Ich denke anders und handle teilweise auch anders. Das stellt mich und meine Mitmenschen vor enorme Herausforderungen. Wie sollten wir damit umgehen? Da ist unser Ego, das sich dauernd meldet. Da ist diese Kopfstimme, die dir vieles einflüstert wie: „Du solltest neidisch auf deinen Nachbarn sein, der hat sich ein neues Auto gekauft. Und was für einen Schlitten!". „Deine beste Freundin hat einen neuen Freund, der sieht toll aus. Eigentlich sollte ich diejenige sein, die so einen Adam verdient hätte!". So meldet sich diese Stimme hunderttausendmal pro Tag und sagt dir, was du zu tun hast. Du mischst dich in Sachen ein, die dich nichts angehen und so vieles könnte so viel einfacher sein, wenn du dich um dich selbst kümmern würdest. Das ist einfach so. Dieses Ego fordert uns heraus, und man muss aufmerksam sein und ohne es zu wenden darüber nachdenken, in was, wie, wo und wann es uns rein funkt. Du musst aufmerksam werden, es kontrollieren und merken, was da abläuft. Ein Beispiel gleich anhand meiner Person: Ich bin laut in der Öffentlichkeit. Ich falle auf. Die Menschen gaffen, machen Bemerkungen, schütteln den Kopf und so weiter. Warum überlegen und analysieren sie nicht erst mal die Situation und entscheiden dann mit dem Bauch, wie sie reagieren? Das wäre erste Sahne für mich und meine Begleitpersonen, denn solch eine Reaktion kann sehr verletzend wirken auf mich wie auf meine Begleiter. Das gilt ebenso für andere, die auch weniger normal sind wie ich, auch für arme Bettler, stinkende Menschen, oder solche mit einem Sprachfehler, Hinkende, Alkoholiker, alte Menschen, Depressive, und eben solche, die nicht in eine perfekte Vorstellung passen. Solche Menschen haben ihr Schicksal wie wir alle, der eine mehr als der andere. Ich sehe es als ein Zeichen des Universums, dass wir uns das ausgesucht haben, damit wir in diesem Leben unseren Lernprozess machen. Um zu lernen, muss man arbeiten. Das ist das Harte daran. Das beginnt bei unserer Geburt. Der Saugprozess ist das erste, was wir lernen oder, sehr wahrscheinlich, was wir instinktiv machen. So vieles entscheiden wir sicher als Kleinkind mit dem Bauch. Dieses Entscheiden wird uns dann wieder abtrainiert. Leider. Wenn wir uns anfangen zu beobachten, dann werden wir aufmerksam auf unser Verhalten, auf unsere Worte und unser Handeln. Das ist das Wesentliche daran: sich selbst zu beobachten. Und dann sich zu hinterfragen und zu überlegen, ob ich das jetzt wirklich sagen muss, was ich mir in dem Augenblick denke.

Mit der Handlung ist es dasselbe: erst sollte man sich selbst prüfen. Das schärft auch die Aufmerksamkeit einem selbst gegenüber. Das muss man üben. Immer wieder. Nach einiger Zeit wird das zur Routine. Dann wird das Leben entspannter. Messt euch nicht an meinem Verhalten. Das wird vielmals auch fremdgesteuert durch meinen Autismus. Das ist auch eine Art Ego, das ich nicht immer kontrollieren kann – zum Leidwesen meiner Mitmenschen. Das ist das Trügerische. Ich erzähle euch hier meine Weisheiten, würde aber euer Ego mit meinem Verhalten gewaltig herausfordern. Es ist meine große Aufgabe, daran zu arbeiten. Fortwährend, immer und immer wieder. Das (unangemessene) Verhalten von Kindern wird anfangs noch entschuldigt. Aber als Erwachsener wird das zur Katastrophe. Ich möchte auch, dass ich mein Ego besser kontrollieren kann. Meine Mutter versucht dann immer wieder, diese eingeschlichenen Handlungsmuster abzutrainieren. Das ist harte Arbeit, die viel Ausdauer von beiden Seiten abverlangt. Ich ertrage es ganz schlecht, aus Routinen herauszukommen, dagegen anzukämpfen ist wie ein Entzug. Aber wenn ich sie loswerden will, dann geht das nicht anders, als mich diesem Entzug zu stellen. Mit all seinen Konsequenzen. Das bedeutet Änderung von meinem ganzen Denken. Dasselbe bedeutet es für jeden, der seinen Lebensablauf verändern will. Das einfach nur zu wollen, reicht da nicht. Ich werde teilweise dazu gezwungen. Wenn ich es dann geschafft habe, bin ich dankbar, da durchgestoßen worden zu sein.

Euch müsste man nicht dazu zwingen, etwas zu verändern in eurem Leben. Es fängt vielmals mit Kleinigkeiten an. Man sollte nicht gleich das ganze Leben umkrempeln. Das geht bei mir auch nicht. Aber kontrolliert und beobachtet euch selbst sehr aufmerksam. Es wird sich dabei etwas ändern. Bedankt euch dafür und seid zufrieden. Ich bin auch glücklich mit meiner Abnormalität. Nicht immer, aber ich sehe eine breite, lichtdurchflutete Straße, die mich weiterbringt. Das ist für mich die Motivation. Und für euch? Ich wünsche euch ganz viele helle, lichtdurchflutete Momente in eurer Veränderung. Sie werden euer Leben schöner und lebenswerter machen und euch ein Lächeln ins Gesicht zaubern. Ohne Gewähr, das dauert dann etwas länger als eine Zigarettenpause.

Außer ihr raucht nicht mehr und habt das schon verändert. Für euch einen Tusch. An alle Nichtraucher: Was macht ihr für Pausen?

Rote Köpfe

Erwachsen sein ist schwierig, wenn Autismus in einem wohnt. Rote Köpfe gibt es da immer wieder auf beiden Seiten. Total doof wird es, wenn uns Autisten dauernd etwas befohlen wird. Wo ist Gott, wenn es darum geht, uns zu helfen! Er erwartet, blöderweise, dass wir uns selber wehren. Wo wir können, versuchen wir, uns gegen die Bevormundung zu helfen. Doof ist, wenn wir toben, statt zu versuchen, uns verständlich zu machen. Zombiehaft ist unser Benehmen oft, und damit sorgen wir für rote Köpfe bei allen Beteiligten. Ohne Kommunikation geht nichts – und hier liegt das große Problem. Zuerst will jeder mit Gestützter Kommunikation alles aus einem rausholen. Wenn es dann nicht sofort klappt, geben sie auf. Wer Geduld hat und ehrlich versucht, eine Beziehung zu mir aufzubauen, kommt auch ans Ziel. Ungut ist, wenn Leute mich bedrängen und Dinge wissen wollen, die ich nicht preisgeben will. Rote Köpfe gibt es auch, wenn ich nicht konzentriert arbeite. Trotzdem möchte ich ein nützliches Glied unserer Gesellschaft sein. Wenn ich schreibe, kommen mir klare Gedanken, die ich zu Papier bringen kann. Jonas, mein Autismus, will mir leider manchmal die Ruhe dafür nicht lassen. Ungut ist, dass ich das Schreiben noch nicht ungestützt schaffe, dafür fehlt mir noch die innere Ruhe. Wenn ich alleine schreiben will, kann ich mich nicht konzentrieren. Zu meinem großen Glück gibt es Leute, die mich auf meinem Weg zu vermehrter Selbstständigkeit unterstützen. Ohne gute, konstruktive Hilfe komme ich nicht weiter. Erträglich sind Momente, in denen ich voll konzentriert sein kann. Für Unterstützung bin ich dankbar, aber sie muss hilfreich sein. Trotz der oft roten Köpfe bin ich stolz auf das, was ich bis jetzt erreicht habe. Immer wenn ich positives Feedback erhalte, bin ich glücklich und bereit für weitere gute Leistungen. Rote Köpfe sind gut, sie zeigen, dass sich zwei Menschen füreinander interessieren.

Mein eigener Kosmos. Gedanken und Gedichte

Ich heiße Dominic Müller

Ich bin hier, um selbstständig zu werden. Dann ist für mich ein großes Ziel erreicht. Lasst mich viel selber lernen, ihr müsst mich zu meinem Ziel führen, denn mein Autismus lässt vieles nicht von selbst zu. Ich habe es hier gut, und darum könnt ihr es schaffen, mich zu formen. Das ist gut so. Und unsere gute Barbara[5] ist eine frische, fröhliche Person. Auch alle anderen sind gut. Drückt etwas mehr auf die Tube, und es wird bei mir schon funktionieren. Es fühlt sich gut an, wenn ihr mich gut führt. Es ist schön, dass man versucht, uns Autisten zu verstehen und wenn alle an einem Strick ziehen. Auch wenn ich manchmal dagegen bin.

Auch Normalität tut gut. Geht es alltäglich zu, ertrage ich es gut. Sicherheit und Gemütlichkeit, Zufriedenheit und glücklich sein, dazu etwas Liebe – was brauche ich mehr? Gutes Glück ist näher als du glaubst. Ich weiß das. Ihr seid eures Glückes Schmied. Denkt positiv und es erfreut euch alles. Gute, frische, aufgestellte Menschen haben eine gute Aura und senden das aus. Ich spüre es gut, wenn jemand traurig oder glücklich ist. Ich kann es gradlinig sagen: Das richtig gute Klima bei euch ist mir willkommen. Und drum danke an euch alle. Viele gute, glückliche Momente mit euch wünsche ich uns allen.

Dominic

---

5 Gemeint ist meine ehemalige Wohngruppenleiterin in Meiringen.

Die Jahreszeiten

Der Frühling

Der Frühling berührt die Seelen. Es erwacht ein feinfühliges, zärtliches Leben aus der Mutter Erde. Die Tiere kommen aus ihrem Winterschlaf zurück. Die Sonne wärmt uns alle auf Erden mit ihren glanzvollen Strahlen. Der Frühling lässt uns neue Energien tanken, die der Winter uns mit seinen kurzen Tagen geraubt hat. Der Schnee schmilzt in großen Rinnsalen von den Dächern. Die Vögel fangen an zu zwitschern und erfreuen uns mit ihrem Gesang. Der Nebel verzieht sich und die Tage werden wieder länger. Herrlich sind die Frühlingsblumen anzuschauen in all ihren Farben, die die ganze Kunst der Natur zum Erstrahlen bringen. Auch die Liebe lässt Mensch und Tier jubilieren. Ich liebe den Frühling. Er ist eine Wohltat für unser Seelenleben.

Der Sommer

Es ist eine kurze Zeit für die, die den Sommer lieben. Die Sonne brennt unbarmherzig auf die Erde. Wer die Hitze nicht liebt, der flüchtet in kühlere Gemächer. Und auch diese Jahreszeit hat seine Reize. Farbig, luftig sind die Kleider in dieser Zeit. Das Wasser wird warm zum Baden. Das stellt viele negative Gedanken um. Früchte und Gemüse können geerntet werden und schmecken durch die Sonne erwärmt, aromatisch. Abends wird draußen gebrutzelt und gefeiert. Die Menschen sind fröhlich und ausgelassen. Viele Blumen und Pflanzen blühen in üppigster Pracht. Düfte von getrocknetem Heu und gebratenen Würsten liegen in der Luft. Vielen Menschen geht es besser mit so viel Sonnenlicht und Wärme.

Der Herbst

Der Herbst hat seine besonderen Reize. Er gestaltet die Welt wie eine bunte Palette Farben. Die Blätter verfärben sich in tausend leuchtende Farben. Ausgereift leuchten die Früchte von den Bäumen. Die Tage sind kürzer geworden. Die Dunkelheit holt uns langsam wieder ein. Nebelschwaden verbreiten eine mystische Stimmung auf dem Feld. Wenn der Nebel gewillt ist, der Sonne zu weichen, dann ist der Himmel so blau wie nie sonst. Die Vögel der Wärme verziehen sich in den Süden. Der Kamin wird eingefeuert, und die Menschen ziehen sich in ihre Häuser zurück. Die Erde verstummt immer mehr, und Mutter Erde, die uns so grandios ernährt, zieht sich zurück. Sauber und klar wird die Luft nachts, und lässt uns schlafen in angenehmer Kälte.

Der Winter

Glasklar und kalt sind die Nächte im Winter. Ich liebe den Winter nur manchmal. Und an Weihnachten. Schnee an Weihnachten ist passend und feierlich, das ist einfach nur schön. Wenn der Schnee glitzert in der Sonne, die Tannen und Sträucher sich unter der Last des Schnees biegen, ist das für mich erholsam. Für die Kinder ist der Winter toll. Ski und Schlitten fahren sind ein guter Zeitvertreib. Ich fahre auch Ski und ertrage es rationell gut. Der Winter ist für viele auch anstrengend, weil die Tage kurz und dunkel sind. Das lässt manche Seele leiden. Aber den tanzenden Schneeflocken zuzuschauen gefällt mir gut. Es beruhigt mich, weil alles so leise und ruhig passiert. Glitzerige Landschaften erwecken Kobolde zum Leben.

Die gute alte Zeit

Ich weiß nicht, wie es früher wirklich war. Es war nicht meine Zeit. Es war sicher hart und zum Teil sehr arbeitsintensiv. Ich glaube, dass das die Menschen zusammengehalten hat. Vieles war rar und man durfte es nicht kaufen oder konnte es nicht kaufen. Ich sollte es eigentlich auch so machen, denn dann würde ich etwas gesünder leben oder nicht so wählerisch sein. Aber sehen das alle so? Ich schon. Wir sollten sehr schonend darüber nachdenken, wie wir uns ernähren, und nicht alles einfach so zum Regal rausernten im Großmarkt. Das ist alles so selbstverständlich wie das Anziehen einer Unterhose. Das war früher anders. Da musste frühmorgens aufgestanden werden, um ein Feuer zu machen. Auch wurde Milch und alles, was damit zu tun hatte, selber verarbeitet. Brot backen, Gemüse und Kartoffeln anpflanzen, das musste alles erarbeitet werden. Auch gab es weniger Fleisch, wie ich von meinen Großeltern mitbekommen habe. Bei meiner Großmutter gab es Mittwoch und Freitag kein Fleisch. Das war im Zweiten Weltkrieg so und sie hat es so beibehalten. Es gab auch viel weniger Süßigkeiten. Das wäre heute nicht mehr wegzudenken. Ich bin ganz sicher, dass Kinder anspruchsloser waren und sich in die Einfachheit so ergaben, weil sie nichts anderes kannten.

Die Verdingkinder[6] waren grausam behandelt worden. Das ist sehr traurig und für diese Menschen bis heute sehr prägend. Die Eltern hatten oft keine andere Wahl, als sie wegzugeben, weil sie nicht wussten, wie sie all die vielen Kinder ernähren sollten. Ich bin froh, dass es das heute nicht mehr so gibt. Dafür existiert Gewalt in anderer Form. Das wird auch in der heutigen Zeit vertuscht und totgeschwiegen. Armut passiert hinter den vier Wänden und wird vielmals nicht bemerkt. Es werden Arbeitsplätze gekündigt ohne Rücksicht auf Verluste, sei das in finanzieller oder familiärer Hinsicht. Ich finde das erschreckend. Es dreht sich alles ums Geld. Gierig ist die Menschheit geworden. Im Überfluss wäre alles vorhanden und es würde auch für alle reichen. Aber nein, es funktioniert nicht. Warum, warum nicht? Alles wird auf Leistung getrimmt. Es darf nichts mehr kosten und der Gewinn muss doppelt und dreifach so hoch sein. Der Druck in der Arbeitswelt steigt immer mehr und mehr. Die Menschen halten das nicht mehr aus. Sie werden krank und sehr müde. Kein Wunder, dass viele depressiv werden. Ich verstehe die kranken Menschen gut, denn ich bin ja auch nicht ganz so, wie alle sein sollten. Was ist eigentlich normal? Bin

---

6 Begriff aus der Schweiz: Als schwererziehbar geltendes Kind (oder Jugendlicher) – meist ein Waise oder Scheidungskind –, das aus Erziehungsgründen zu harten Arbeitseinsätzen bei Bauern oder in Fabriken abgegeben wurde.

ich nicht normal, weil ich komische Geräusche mache und teilweise rumhüpfe wie ein Wilder? Das ist relativ, wie bei Einstein. Normal ist für jeden anders. So gibt es die Meinungsfreiheit, die es jedem offen lässt, seine eigene Meinung zu bilden. Ich frage mich oft, wenn sich die Leute meinetwegen die Augen ausglotzen: Wer ist hier normal – mein Gegenüber oder ich? Wir urteilen oft vorschnell, ohne zu analysieren. Was macht Normalität aus? Den anderen so zu akzeptieren, wie er ist. Es ist wichtig, dass wir spüren lernen, und zwar mit dem Bauch. Der Verstand ist realer, aber der Bauch setzt das gute Gefühl in Kraft, die Dinge richtig zu machen. Menschen tun einander nicht immer nur Gutes. Deswegen: Denkt erst einmal mit dem Bauch, bevor ihr sprecht oder handelt. Zähmt eure Zunge, bevor ihr Worte formt. Mischt euch auch nicht ein, wenn es euch nichts angeht. Wischt vor der eigenen Haustür. Seid aufmerksam gegenüber euren Mitmenschen, aber kontrolliert sie nicht. Es ist wichtig, dass wir uns kümmern – vor allem um uns. Ich denke, dass für viele Menschen das einfach nicht stattfindet. Das muss und darf man sich erlauben. Ich habe das Gefühl, dass Sicherheit im finanziellen Bereich das erste ist, was zählt. Aber sich selbst zu lieben und zu schätzen, das klemmt gewaltig. Ich kann mich manchmal auch nicht ausstehen. Vor allem dann, wenn ich die Menschen um mich herum mit meinem Verhalten nerve. Auch wenn mein

Autismus namens Jonas wieder stärker ist als ich will, dann ist es einfach „shit“. Ich sage mir dann einfach, dass es besser werden wird. Aber wann, das sehe ich nicht genau. Irgendwann.

Ich spüre manchmal vieles in der geistigen Welt. Das ist oftmals nicht so gut und unterhaltsam. Ich merke, wenn es jemandem nicht so gut geht. Sich in schlechten Momenten selbst in Gedanken in den Arm zu nehmen und sein inneres Kind zu wiegeln, das bewirkt Wunder. Aber darüber muss sich ein jeder erst bewusst werden und es wollen. Wenn ich traurig bin, dann tue ich das auch. Ich kann weinen und das tut gut. Es löst etwas in mir auf und es geht mir nachher besser.

Leben heißt das Wunderwort. Das wäre die Lösung. Wenn alle einfach das Wort „leben“ im Herzen hätten, wie wäre aller Leben lebenswert. Großartig! Das ist der Schlüssel: Lebe und liebe. Liebe einfach alles, was du tust. Es ist nicht mehr und nicht weniger. Ich gehe auch so durch das Leben. Ich liebe die Menschen mit all ihren Fehlern. Auch die von meiner Mama. Sie ist so eine ganz tolle Mutter und stellt sich immer voll vor mich. Gefällt mir absolut. Sie ist auch etwas anders als alle sonst. Sie macht so vieles für uns alle. Sie muss auch lernen zu leben und für sich zu schauen. Dazu sollte ich jetzt mein Leben in die Hände nehmen. „Eins nach dem andern wie z’Paris“, sagt sie immer. Aber das reicht jetzt nicht mehr. Sie muss lernen, dass auch sie das Recht hat, zu anderen Ufern anzutreten und zu schwimmen. Das wird sie. Ich weiß das. So, nun bin ich richtig abgeschweift. Macht nichts. Auch das, was jetzt steht, ist wichtig.

Ich
Ich bin
Ich liebe das Leben
Glück, Vertrauen, Zuversicht, Hoffnung, Liebe, Großartigkeit
Das Leben ist einzigartig
Ich liebe euch
Ich liebe mich selbst
Ich bin mein größtes Geschenk
Carpe diem
Amen

Die Musik, mein Seelenretter

Ich höre gerne Musik. Am liebsten am Abend, in meinem Zimmer. Musik entspannt enorm, und hilft mir, runterzufahren. Ich spüre dann so eine gute, positive Welle in mir, und ich bin zufrieden. Offenbar geht es vielen so, Musik befreit und macht Spaß. Ich finde, dass heitere, volkstümliche Musik Stimmung macht. Es ist so, ich höre gerne Stimmungsmusik. Sie singen da von Liebe und Glückseligkeit. Das ist eine besungene, heile Welt, die nicht jedem gefällt. Mir schon. Die Melodien sind mit einer Leichtigkeit erfüllt, und die gesungenen Worte sind zuckerig umrahmt. Da werden jetzt einige denken, was da für ein Mist zusammengesungen wird. Ja, in anderen Sprachen ist es der gleiche Scheiß. Man versteht es nur nicht so gut. Ich liebe das, und höre es gerne. Egal welche Art von Musik man hört, wenn sie tröstet, Spaß und Fröhlichkeit vermittelt, oder auch zum Nachdenken anregt – ohne Musik wäre es öde und leer.

Ich schaukle dazu. Meine Eltern haben mir in meinem Zimmer eine Schaukel montiert. Als ich klein war, habe ich viel geschaukelt. Es hat mich beruhigt, was es auch heute noch tut. Ich schaukle immer erst nach neun Uhr abends. Da dämmert es, und ich kann beim Schaukeln zum Fenster rausschauen und die Lichter der Nacht beobachten. Die Reize für mein Gehirn sind weniger in der Dunkelheit, und ich dabei ruhiger. Ich bin auch gerne draußen, wenn es dunkel ist.

Die Musik verbindet Menschen immer wieder neu. Ich bin auch für spirituelle Musik zu haben. Klangschalen oder tibetische Klänge höre ich auch gerne, meistens im Auto. Mami mag die auch gerne, meine Schwester hingegen weniger. Die hört lieber Mundart oder so Trompetenmusik. Sie spielt Querflöte und mein Papi Trompete in einem Verein. Das macht ihnen Freude. Ich brauche das nicht. Das ist nicht in meinem Interesse.

Ich musste, als ich klein war, Blockflöte üben. Das war so eine Idee von meiner Mutter. War das mistig! Ich habe dann die Blockflöte oben angefressen. Auch aus einer Stereotypie heraus. Mami hat es dann aufgegeben. Ich höre einfach lieber Musik. Es ist schön, dass es so begabte Menschen gibt, die Musik machen und große Freude daran haben. Ich höre sie gerne, und freue mich daran. Es gäbe viele öde Momente ohne die Musik. Soll ich euch jetzt verraten, was ich in meinem Zimmer höre? Ich weiß nicht so recht. Aber egal, es ist Hansi Hinterseer, die Amigos, das Rimo Quintett – die sind aus Ringgenberg, und sie gefallen mir gut. Dann noch welche, die heißen „Die Radys". Die hat Papi mir geschenkt. Alles so Schnulzen. Mami sagt immer, das seien Heiratsbeschleuniger. Also ich bin immer noch nicht verheiratet. Klassische Musik habe ich auch schon gehört, ist aber länger her. Ich bleibe bei meinen vier CD's. So höre ich immer wieder die gleichen Lieder, aber das stört mich gar nicht. Ich kann auch viel daraus lernen, Situationen versuchen zu verstehen, wenn ich sie immer wieder höre. Bei Dora Heimberg, in der Psychomotorik, zeige ich ihr viel über Kassettengeschichten oder Lieder, was mich beschäftigt. Lieder erzählen Geschichten aus dem Leben. Auch wenn es manchmal kitschig ist. Egal, jeder so, wie er es mag, oder?

Wenn ich diese Fertigkeit des Vollkommenen habe

Ich habe eine Freundin.
Sie ist 23 Jahre alt.
Sie hat kaffeesatzbraune Haare.
Sie trägt Röcke und schöne, hohe Schuhe.
Sie ist Italienerin.
Sie ist eine Krankenschwester.

Ich, Dominic,
Ich kann Auto fahren.
Ich trage coole Kleider.
Ich bin Buchautor und gebe Lesungen.
Ich bin Computerfachmann.
Ich bin gesund.
Ich kann sprechen.
Ich danke dem Universum.
Danke. Danke. Danke.
Dominic

Geschichten aus meinem Leben

Zum ersten Mal

Zum ersten Mal darf ich etwas in diese Zeitung schreiben. Ich heiße Dominic Müller und bin schon achtzehn Jahre alt. Ich bin Autist und sehe und verstehe alles etwas anders als ihr normalen Menschen. Es ist schwierig, unter euch zu sein, um möglichst so zu funktionieren, wie das die Gesellschaft erwartet. Ich bin deswegen hier in Meiringen und lebe in einer Wohngruppe. Hier kann ich auch mal ich sein und etwas machen und tun, was ich öffentlich nicht tun könnte, weil man auffällt oder missfällt. Die Gesellschaft duldet vielmals nur eine gewisse Normalität der Menschen, alle anderen fallen durch. Mir gefällt es gut in Meiringen. Ich sehe viel Normalität unter den Menschen, und keiner ist gut oder schlecht. Ich finde das sehr korrekt und liebenswert. Ich wünsche allen Normalen ein feines Gespür für ihre Nachbarn, ohne Vorurteile zu haben.

Mit lieblichen, menschenfreundlichen Grüßen, Dominic Müller

Ich bin so, wie ich bin

Ich stehe zu meiner Person. Wenn ich mir das so vornehme, dann bin ich sowieso nicht mehr so sicher, ob es dann so ist oder nicht. Ich bin auch richtig zielstrebig, was meine Schreiberei angeht. Ich weiß ganz genau, dass es jeden Tag anders sein kann. Aber ich bin eben, wie ich bin. Ich habe frühkindlichen Autismus dritten Grades. Das ist schwer. Wenn ich etwas tue, dann richtig. Vielleicht habe ich deswegen eine so starke Veranlagung. Im Ernst, ich denke, jeder hat sich sein Schicksal selber ausgesucht. Das meine ist etwas dreckig, denn ich ecke vielerorts an und sehe dabei gesund aus. Da habe ich vielleicht ins falsche Regal gegriffen beim Aussuchen. Oder es war Gottes Wille. Aber es ist manchmal nicht so toll, mit Autismus zu leben. Etwas, was du nie wieder ganz loswirst. Verbessert hat es sich gewaltig, da ich gefördert wurde, wo es nur ging, und ich hart gearbeitet habe. Teils auch unter Zwang. Macht das mal mit einem 08/15-Menschen! Aber Mami sagt immer, ich bräuchte den Schuh in den Hintern, oder eine halbe Morddrohung. Dann geht's schon. Sie spricht auch schön, das klingt dann nicht immer so böse. Ich muss jetzt also lachen und sie auch. Sie sagt, sie hat jetzt eine Zwei auf dem Rücken. Ehrlich gesagt sind es ein paar. Aber ich habe das verdammt nochmal gebraucht. In Watte packen hätte nichts genützt. Vielmals haben wir beide geschrien, ich, weil ich nicht anders konnte, und sie, weil sie schlicht und einfach keine Nerven mehr hatte. Wir weinten schlussendlich beide und Mami hat sich immer entschuldigt. Es tat ihr leid, und mir ging es dann wieder besser.

Ich konnte meine Gefühle am Anfang nicht so einordnen, aber das wurde mit der Zeit immer besser. Kleider zog ich oder ziehe ich manchmal verkehrt herum an. Früher hab ich das nicht gewusst und heute sehe ich es manchmal, dass es eigentlich verkehrt herum ist. Es stört mich aber nicht, es stört immer nur die anderen. Mami weiß das, aber sie sagt, wenn ich sonst schon anecke, dann soll ich wenigstens korrekt wie 08/15 angezogen sein. Kleider sind sowieso nicht so wichtig für mich. Am liebsten wäre ich ohne. Als ich klein war, bin ich einmal komplett nackt auf der Mittellinie der Dorfstraße mit meinen Kassettenrekorder gelaufen, und das am Nationalfeiertag. War das eine garstige Geschichte! Die Frau vom Sportgeschäft hat mich reingenommen und mir eine Badehose angezogen, die ich dann geschenkt bekommen habe. Ob das unter Patriotismus gelaufen ist, könnt ihr selber entscheiden.

Heute haue ich nur noch selten ohne Kleider ab. Wegen meinem Alter und so. Ich bin etwas anders, wenn es um die Esserei geht. Als ich ganz klein war, habe ich Brot, Reiswaffeln, Popcorn und viele Süßigkeiten gegessen. Eine Ernährungsberaterin als Mutter hätte ich dann nicht gewollt. Andere Lebensmittel aß ich nicht. Es änderte sich dann, als Sachen neu gekocht wurden für mich, wie Kartoffeln. Das musste mir dann antrainiert werden, und zwar hart und intensiv, bis ich dann probiert habe. Wenn meine Eltern oder die Therapeuten nicht drangeblieben sind, dann habe ich das raffiniert wieder ausgeschlichen und alles war beim Alten. Aber Achtung: Heute bin ich so weit, dass ich Kartoffeln, Reis, Vollkornreis, Erbsen, Rüebli, Gelberbsen, Kichererbsen, Mungobohnen, Linsen, Rösti und Kartoffelstock esse. Ich esse auch Fleisch, aber Wurst gibt es keine. Leider. Mami hat auf die gesunde Welle umgeschlagen. Sie macht selber Brot und gibt mir Sachen mit Birkenzucker, die sie selber macht. Das war ein hartes Training. Ich habe geschrien, weil ich nicht wollte. Bis sie uns ins kleine Badezimmer eingeschlossen hat, so dass ich nicht abhauen konnte, und gewartet hat, bis ich probiert habe. Sie kennt mich bestens und sagte immer: „Du probierst, und wenn du nicht würgen musst, dann hast du es gerne." So kam leider eine Sache nach der anderen. Wenn ich probiert hatte, gab es zur Belohnung Chips. Meine Mami hatte so viel Ausdauer, dass sie mit mir auch drei Tage im Badezimmer geblieben wäre. Ich spürte das, und es hat mir irgendwann geholfen zu probieren. Auch eine ausgebildete Kraft hätte das nicht hingekriegt. Da braucht es die Ausdauer einer sicheren Mutter. Ein eigenes Haus ist da von Vorteil, denn so ein Geschrei wäre für die anderen Mieter nicht auszuhalten.

Ich bin auch ohne Handschuhe und Mütze Skifahren gegangen, als ich klein war. Das Skifahren hat mir Papi beigebracht. Ich habe meinen Körper nicht wahrgenommen und spürte die Kälte nicht. Manchmal versuchte ich, meine Hose über den Kopf anzuziehen, weil ich gar nicht spürte, wo mein Kopf ist. Meine Körperwahrnehmung war schlecht. Auch bloßes Salz oder Aromat habe ich geleckt. Das hat auf der Zunge ein starkes Brennen ausgelöst und so habe ich meinen Mund gespürt. Heute geht das besser, auch wenn ich immer noch gerne Salz lecke. So ist es auch gut, wenn man vorwärts kommt im Leben und sich bemüht, etwas zu ändern, um sich zu entwickeln. Es ist schon so, dass ich immer noch einen Schuh in den Hintern brauche, dass ich mich durchkämpfen kann durch meine Autismus-Barrieren. Aber es geht schon etwas einfacher als früher. Als ich klein war, habe ich mich zu Boden geworfen bei etwas, das ich nicht wollte, oder bei etwas Neuem, das mich anfangs überforderte. Werft euch mal zu Boden, ohne dass es schmerzt. Mit der Zeit hatte ich das ganz gut im Griff. Aber Mami beeindruckte das nach dem tausendsten Mal auch nicht mehr groß.

Wenn ich heute wütend bin, stampfe ich mit einem Fuß auf den Boden. Es passt besser zu meinem Alter. Auch habe ich so eine blöde Schreiphase und nerve alle und auch mich gleichermaßen. Ich weiß auch nicht, wie ich das bremsen soll, und meine Mutter sucht nach Wegen, wie ich das in den Griff kriegen könnte. Ich glaube auch, dass meine Hormone immer noch Tango tanzen. Aber ja, das wird auch noch vorbeigehen. Ich und Mami hoffen, dass das bald geschieht. Es ist nicht lustig – und trotzdem lieben sie mich. Danke allen, die ihr mit mir auskommt und mich so akzeptiert, wie ich bin. Ich bin so, wie ich bin. Danke für eure Toleranz und Liebenswürdigkeit.

Die Polizei, dein Freund und Helfer

Ich darf mich sicher nicht beklagen über die Polizei in der Schweiz. Sie mussten schon einige Male nach mir suchen, denn ich bin schon des Öfteren ausgebüxt, weil ich einfach mal alleine was tun oder unternehmen wollte. Das ist Freiheit für mich. Denn nur dann kann ich zum Beispiel einkaufen, was mir Spaß macht. Und das, was mir Spaß macht, kauft Mami sicher nicht. Darum finde ich es nur gerecht, dass ich die günstigen Gelegenheiten ergreife. Das kommt, Potzblitz und Hagelkörner, nicht immer so gut an. Das war schon früher so, als ich ein kleiner Junge war.

Es war abends im Winter in Grindelwald. Ich habe meinen Kassettenrekorder zur Hand genommen, und bin am Abend vor dem Ins-Bett-Gehen abgehauen. Wohlgemerkt im Pyjama und barfuß im Schnee! Ein paar Meter von unserem Haus entfernt stand ein Telefonhäuschen. Das digitale Blinken des Apparats hat mich so fasziniert, dass ich es immer wieder sehen wollte. So ergriff ich fast unfassbar hurtig jede günstige Gelegenheit, um abzuhauen und mich darüber zu ergötzen. Leider habe ich unsere Haustür offen gelassen, und meine Eltern haben schnell gemerkt, dass ich auf Reisen war. Natürlich war ihnen klar, wo sie mich zuerst suchen mussten. Heute mache ich das viel schlauer.

Eine andere Geschichte ist die: Meine Schwester musste eines Tages mit mir spazieren gehen. Auf dem Rückweg traf Melanie unsere gesprächige Nachbarin. Ich lief alleine zum Haus. Die Tür war offen, denn unsere Putzfrau wurstelte noch in einem rasanten Tempo durchs Haus. Mami hatte an diesem Morgen Streit mit mir gehabt, und so überlegte ich mir, dass ich das mit Frau Heimberg, meiner Therapeutin für Psychomotorik in Spiez, besprechen könnte. Das war entschieden. So ging ich unten in meinem Zimmer zum Fenster raus und am See entlang in Richtung Spiez. Es war ganz schönes Wetter. Der See plätscherte ans Ufer und erzählte mir seine Geschichte. Gut war, dass ein Radweg mit Abgrenzung zur Straße nach Spiez führt. Ich war, glaube ich, ganz normal unterwegs. Die Autos fuhren zügig auf der Straße. Es war der halbe Weg geschafft, als ich an ein Restaurant mit Parkplatz kam. Ich war da gerade angelangt, als eine Frau und ein Mädchen mit mir sprechen wollten: Eine Schulkollegin mit ihrer Mutter. Ich war sicher nicht interessiert an einem Gespräch, aber sie ließen mich nicht weiter. Das war jetzt nicht wirklich großartig. Die Schulkollegin hatte beim Vorbeifahren bemerkt, dass ich alleine unterwegs war. Und wenn es blöd läuft, dann richtig: So fuhr noch ein Polizeiwagen auf den Platz. So ein garstiger Zufall! Ich nutzte die Ablenkung aus und rannte wieder los. Die Mutter hielt mich fest und rief den Polizeibeamten zu, dass sie ihr helfen sollten. Ja, du heilige Jungfrau! Die wollten sicher lieber in die Beiz. Da nahm ich einen zweiten Anlauf, um loszurennen. Jetzt war aber die Reaktion der beiden schon besser und für mich war Endstation. Die Polizisten hatten wohl begriffen, dass die Frau und ich nicht einer Meinung waren. Das hatte aber auch einen Moment gedauert! Ich war und bin ja harmlos. Aber nun waren sie einsatzbereit.

Inzwischen war meine Mutter eingetroffen. Meine Schulkollegin hatte sie angerufen und auf sieben Umwegen erreichen können. Ein intelligentes Mädchen. Die Polizei hatte schon beschlossen, mich nach Hause zu fahren. Das war ja jetzt nicht mehr nötig, wie sie schnell feststellten. Ja, fertig war meine Reise. Meine Schwester hatte einen Schock fürs Leben, aber sie hat alles gut überlebt, ohne Schaden.

Das dichte Netz der Polizei ist großartig. Auch wenn sie manchmal nerven, sie tun ihre Pflicht, und das ist mehr als wertvoll. Das sehen auch nicht alle gleich.

Es war im Januar letzten Jahres. Unsere Nachbarin hatte uns, die ganze Familie, zum Geburtstag eingeladen. Auch mich. Das war großartig und mutig zugleich von ihr. Erst ging es zur Sternwarte Sigriswil, zu einem Vortrag über Sterne und Planeten. Mein Autismus stellte sich quer, und Mami musste leider mit mir raus, denn ich war zu laut. Wir warteten draußen mit einem Baby zusammen, dem es offenbar auch nicht ganz geheuer war in dieser Gugelhupfform.

Später ging es ins Hotel im gleichen Dorf zum Essen. Das war unterhaltend. Alle aßen, und ich bekomme in solchen Momenten immer ein Handy. In solchen Situationen sind sie immer sehr großzügig mit mir, damit ich ruhig bin. Das funktioniert perfekt – fast immer perfekt – und sie haben alle ihre Ruhe. Aber auch diese gute Beschäftigung verliert mal mein Interesse, und Mami ging mit mir zur Bar runter. Später dann wieder in den Saal zurück. Ich voraus, sie hintendrein. Günstige Gelegenheit!!! Ich war weg. Mami suchte mich erst allein, denn ich konnte ja eigentlich nur im Saal sein. War ich aber nicht. Ich habe ein separates Treppenhaus entdeckt, und der oberste Stock wurde umgebaut. Ruhig war es da draußen und angenehm luftig kühl. Es war ja Winter und der Schnee lag. Ich merkte jetzt schon, dass sie mich suchten. Es schlugen Türen, und mein Name hallte durchs Haus. Spannend, so seine Ruhe zu haben! Ich spazierte etwas herum. Das geschickte Ausweichen vor den Suchenden verblüffte mich selbst. Ich hätte auch nach draußen abhauen können, denn das Treppenhaus hatte einen Ausgang. Im Sommer wäre das die Idee gewesen, aber jetzt war es kalt und dunkel. Sehr zum Leidwesen der Eingeladenen fand man mich nicht. So wurde einmal mehr die Polizei eingeschaltet. Mamis Nerven waren am Ende, schließlich war es Nacht und dazu noch mitten im Winter. Im Sommer erträgt sie mein Abhauen besser. Sie erzählte dann, dass alle Bus- und Taxichauffeure informiert worden sind, achtzugeben, ob sie mich sehen würden. Die Polizei fuhr dann hoch nach Sigriswil, zum Hotel. Sie wollten das Hotel durchsuchen. Ich spürte den Stress im Haus, denn alle machten sich Sorgen. Es war an der wohlwollenden Zeit, mich finden zu lassen. Ich habe mich dann bei der Nachbarin entschuldigt. So habe ich ihr einen unvergesslichen Geburtstag beschert.

Die größte Geschichte war vor zwei Jahren in Bern, im August. Ich muss jedes Jahr in den Lindenhof, um meine Hirnströme messen zu lassen. Begeisterung machte sich bei mir für so etwas nicht bemerkbar. Ich habe zwischendurch epileptische Anfälle. Nicht so tragisch, aber ich muss diese blöde Prozedur einmal im Jahr aushalten. Den Ärzten habe ich schon mehrmals gesagt, dass sie das Gel erwärmen sollten, das sie einem auf den Kopf klatschen. Ein Babykopf erfriert ja fast dabei! Leider waren diese Frauen nicht empfänglich für mein Anliegen. Aber danach gab es immer einen Sack Chips.

Mami kaufte ihn immer im Kiosk des Spitals. Doch dieses Mal hatten sie nur solche mit Zusatzstoffen und es gab keine. Ärgerlich. Wir mussten noch auf meine Schwester Melanie warten. Die besuchte in Bern die Schule und wollte mit uns nach Hause fahren. Als sie endlich kam – so ohne Chips geht's noch länger als sonst schon –, musste Mami noch für kleine Mädchen. Sagt man so schön, oder? Melanie passte auf mich auf. Sie sollte schon mal mit mir zum Auto laufen und mich reinsetzen. Aber wie sie eben war, hat sie nicht so recht aufgepasst, wo das Auto steht. Und so warteten wir auf dem Mäuerchen vor dem Krankenhaus. Als Mami wiederkam, waren sie beide abgelenkt, weil Melanie mit mir nicht zum Auto gelaufen war – und ich nutzte die günstige Gelegenheit! Weg war ich: bei der Onkologie zur Tür rein und ab in den Untergrund. Es gab dort unten einen Ausgang nach draußen, den ich auch nahm. Sie suchten mich überall. Mami kennt das Lindenhof Spital in- und auswendig, sagt sie. Auch die Angestellten halfen bei der Suche. Mami sagte, dass sie Melanie zurückhalten musste, nachdem sie in der Umgebung gesucht hatte und nur noch mit dem Handy-App zurückgefunden hat. Sie fühlte sich verantwortlich für mein Abhauen. Mami machte ihr klar, dass das jedem von uns hätte passieren können. Es reichte ihr völlig, dass man mich wieder einmal mehr suchen musste. Ich war super unterwegs, denn plötzlich stand ich vor einem Einkaufszentrum. Nichts wie rein. Dass man sich so ein Körbli nimmt, wusste ich, denn sie übten mit mir einkaufen in der Therapie zu Hause. Also Pommes und Chips mussten rein in den Warenkorb, dann eine Salami, Maltesers, eine Flasche Citro und Heidelbeeren. Was Gesundes, sagt Mami immer. Ein paar Kinder Bueno und Milchschnitte hatte ich auch, und natürlich Würstchen. Ich kann ziemlich ruhig sein, wenn ich machen kann, was ich will. Darum hat mich keiner richtig wahrgenommen. Ein paar glotzten schon etwas, aber die meisten waren mit sich selber beschäftigt. Ich ging dann raus, wo ich reingekommen bin, ohne zu bezahlen. Wovon auch? Ich hatte ja kein Geld. Das ging supermäßig gut. Es schaute keiner hin. Ich wusste, dass wir von der Autobahn hergekommen waren und lief den gleichen Weg zurück. Ich wollte nach Hause. Die Polizei, die Mami unterdessen aufgeboten hatte, sammelte mich ein. Mich störten die Autos nicht. Die konnten schließlich auch aufpassen. Dafür lernen die Menschen ja viele Stunden Auto fahren. Und wegen der Sache im Supermarkt: schließlich bezahlt mein Papi auch Steuern, da kann man schon auch mal etwas einkaufen, ohne zu bezahlen. Mami hat dann die Sachen in der nächsten Supermarktfiliale bezahlen wollen. Es kostete nur zehn Franken. Symbolisch, meinte der Verkäufer. Der Mann hatte sich nämlich etwas erschrocken, dass ich auf der Autobahn zurücklaufen wollte, und war froh, dass mir nichts Schlimmes passiert war. So gesehen war ich schon etwas fahrlässig unterwegs. Aber es hat mich maßlos geärgert, dass dieser blöde Kiosk meine Sorte Chips nicht hatte. So ist es eben schwierig, es allen recht zu machen.

Sommerlager 2013

Ein Beitrag in der Hauszeitung von Dominic

Noch waren wir in Meiringen. Aber alle waren aufgeregt und lohnend in den Startlöchern. Für mich war es das erste Lager und ich wäre lieber nicht mitgegangen.

Mit Zug und Bus fuhren wir ins schöne Tessin. Homogen gut waren die Begleiter und Begleiterinnen. Für mich waren Dora und Martin zuständig. Bombig gut war auch das Lagerhaus in Albonago bei Lugano, noch gut auch die Umgebung. Ich wollte immer ins komische Bassin im Lagergarten. Juhu, ich hatte ein Zimmer für mich alleine.

Schön waren die Ausflüge, die wir unternahmen. Mit der Bahn fuhren wir ungenug lange auf den Monte Bré. Für eine Schifffahrt reichte die Zeit auch noch. Bindend gut, ohne Kohl, war auch der Ausflug in die bunte Stadt Lugano. Bunt gemischt war unsere Gruppe, und nicht allen hat es gleich gut gefallen.

Hervorragend gut war auch das italienische Essen, nur ich lobte es nicht, weil ich lieber komplett gute, komische Kräckers habe. Mir ging es am besten, wenn ich in meinem Zimmer war und im Dunkeln komische Filme ansehen konnte. Gingen wir spazieren, musste ich komischer nonverbaler Mensch noch gut beaufsichtigt werden, sonst versuchte ich abzuhauen. Für uns alle ging die Woche schnell vorbei. Doch noch mussten wir zuerst eine Nacht in Meiringen schlafen, bevor ich nach Hause durfte.

Am Dienstag ging es weiter. Wir hatten noch einen Besuch im Europapark vor. Für mich ein totaler Stress, aber es war lustig.

Gut war, dass ich auf keine Bahn musste. Bombig und ohne Kohl gut war die Wasserbahn. Auch gut waren die komischen Bahnen, die hundertprozentig sehr schnell waren. Alle anderen aus der Gruppe benützten die Bahnen gerne und mit offensichtlichem, bombigem Vergnügen. Bis und mit folgendem Tag und in der Nacht waren wir im Hotel. Homogenerweise teilte ich das Zimmer mit Dora und Sandra.

Hinter der ganzen Aktion steckte die bombige Beatrice. Sie wollte mit der guten Idee uns allen eine Freude machen. Aber ich kann sie für diese ohnmächtigen Ideen leider nicht loben, denn Ferien sind für mich ein riesiger Stress, und ich bin froh, sind sie vorbei. Für mich kommt ein guter Alltag gelegener.

Noch geht es komplett gut, ein Jahr, bis wir wieder gehen müssen.

Leben und lieben

Ich bin ein geliebtes Kind. Das weiß ich. Denn dass meine Eltern und meine Schwestern mich lieben, das versichert mir mein Bauchgefühl. Aber das kommt nicht immer so rüber. Sicher nerve ich sie auch immer wieder mit meinem unerträglichen Benehmen. Als ich klein war, habe ich meine jüngste Schwester immer geschubst. Ich konnte ihre piepsige Stimme nicht ertragen. Die war so unerträglich hoch, und sie bekam so viel Aufmerksamkeit von allen – das war einfach zu viel. Ich mochte sie dann lieber, als sie etwas größer war. Das waren harte Zeiten für alle. Meine Eltern führten damals ein großes Hotel in Grindelwald und hatten für uns ein Kindermädchen angestellt, allein schon, um meine Mama zu entlasten. Die stellte ich zwischendurch mächtig auf die Probe. Es war aber auch schön, denn die Angestellten hatten meistens bessere Nerven als meine Eltern. Willig nahmen sie die Ratschläge meiner Mutter auf. Manchmal nützte es etwas, manchmal aber auch nicht. Unglaublich waren die Charaktere der Mädchen: Die eine hatte farbige Haare, die andere trank manchmal einen über den Durst. Manchmal lag sie am anderen Morgen flach und kam nicht arbeiten. Dann musste Mami alles umorganisieren. Andere waren etwas rundlich mit Hund im Schlepptau, was Papi nicht so amüsant fand. Vor allem, wenn der Hund auf den Teppich geschissen hatte und Melanie vom Kindergarten nach Hause kam und die Kacke mit den Schuhen in der Wohnung verteilt hat. Sapperlot, war das eine Geschichte!

Lustig war auch – jedenfalls für mich in dem Moment –, als ich alles ausschüttete, was im Küchenschrank zu finden war. Mehl, Zucker und so weiter. Aber meine Eltern liebten mich trotzdem. Liebe ist da. Sich selber zu lieben ist das Herrlichste, was es gibt. Viele der Kindermädchen haben das nicht gemacht. Eines hat sich geritzt. Die ganze Hand war zerschnitten. Aber sie meinte zu uns, dass das beim Zusammenlesen von Scherben passiert wäre. Sie fühlte sich für mich sehr traurig an. Und manchmal bockten sie auch, wenn sie nicht das bekamen, was sie haben wollten. Zum Beispiel, wenn es um ihre freien Tage ging.

Als ich etwa acht Jahre alt war, durfte ich zur Schule in Begleitung einer Heilpädagogin. Vierzehn Lektionen. Das war wenigstens etwas. Aber geliebt wurde ich dort nicht von allen. Die ersten zwei Lehrerinnen waren super. Unglaublich schräg war die nachfolgende Lehrerin. Die hat sich selbst auch nicht geliebt, war auch zu sich nicht ehrlich. Ständig hat sie alles kritisiert. Ich durfte vielmals nicht mehr ins Klassenzimmer. Das war nicht so toll.

Tragisch war, dass meine Eltern umziehen mussten und mir dort in der neuen Schule alles kaputt gemacht wurde von der alten Schule. Sie wollten mich nicht. Es ist ein Gefühl wie Ohnmacht, wenn niemand dich will und du diese Traurigkeit und Verlassenheit spürst. Niemand wusste, wie es weitergeht und ich war unerträglich traurig. Die Eltern und Heilpädagogin kämpften um einen neuen Platz. Dieses Gefühl ertrug ich ziemlich oft, denn in meinem Leben musste mehrere Male ein neuer Platz für mich gesucht werden. Angst war vieler Leute Begleiter in dieser Zeit: für die Personen, die mit mir arbeiten sollten, für meine Eltern und für mich selbst. Ich war komischerweise auch von dieser Unruhe betroffen. Aber ich habe viele Fortschritte gemacht und die Ängste sind weniger geworden. Und ich wurde auch immer geliebt, trotz aller Sorgen um mich, die nicht aufhörten. Ich habe starke Eltern, die immer alles gegeben haben. Danke Mami und Papi. Ich liebe euch unsagbar. Das ist so gut gekommen mit mir. Finde ich. Verbesserungspotenzial gibt es immer noch. Aber „eins nach dem andern wie z' Paris", sagt Mami.

Der Schulinspektor hat dann gottlob ein Machtwort gesprochen, und ich durfte nach zwei Jahren Notlösung im Institut Beatenberg nach Leissigen in die Schule. Der Lehrer, zu dem ich durfte, war von Gott geschickt. Der hat mich ohne großes Brimbamborium genommen. Das war ein großartiges Gefühl für mich. Beatenberg war das Beste, was mir passieren konnte. Eine ganz tolle, feinfühlige Schule, auch für solche, die nicht ganz 08/15 sind, solche wie ich. Aber die war dann zu teuer für den Kanton. Gutes ist immer wieder zu teuer. Ich war glücklich in der Leissiger Schule. Man mochte mich, und ich liebte die gesunden, normalen Menschen. Der Umgang mit gesunden Menschen liegt mir besser. Ich liebe alle Menschen, die Gesunden und die Kranken.Aber ich kann viel lernen mit Gesunden. So gingen meine Schuljahre mehr oder weniger gut über die Bühne. Ich bin dankbar für diese Zeit. Denn sie hat mich viel gelehrt und ich hoffe, dass ich auch meinen Schülerkollegen etwas beibringen konnte, nämlich Akzeptanz. Ich liebe das Leben und gehe gut in der Annahme, dass es noch besser werden wird.

Hoch zu Ross

Reiten war früher ein Hobby von mir. Ich durfte mit etwa sechs Jahren auf eine Pferdefarm zum Reiten. Es war eine in Unterseen und eine in Faulensee. Da mein Papi alle und jeden kennt, konnte er schnell einen Kontakt herstellen, und wir bekamen ein Pferd zum Reiten. Es war natürlich Mamis Idee. Sie stellte sich vor, dass das meine körperliche Verspannung lösen könnte. Ich hatte ja zu dieser Zeit noch nicht viel zu melden. Leider. Gut, mich muss man ja manchmal zu meinem Glück zwingen.

Erst bekam ich Reiten für Kranke, das nennt man Hippotherapie. Aber der Antrag für Unterstützung wurde bei der Invalidenversicherung abgelehnt, mit der hirnlosen Begründung, ich könne ja selber laufen und sitzen. Mami ersetzte dann eine Zeit lang die Zweitperson, die es für dieses Reiten braucht, damit es nicht so teuer kommt. Aber Papi war der Meinung, dass er das mit mir auch selber machen könne, so dass er dann mit mir alleine gegangen ist. Er machte das so: er zog das Pferd, auf dem ich saß, am Halfter. So gingen wir spazieren. Papi hatte das Tier gut im Griff. Sie gaben uns auch eines mit einem gutmütigen Charakter. Ich habe immer gedanklich mit dem Pferd kommuniziert. Das war lustig. Manchmal gaffte das Pferd zu Papi und sagte ihm, dass er mit mir nicht so streng sein solle. Mir ging es gut und es gefiel mir auf dem Pferd. Lieber reiten wie laufen, war mein Motto. Die Zügel hielt ich manchmal in der Hand, und teilweise fuchtelte ich mit meinen Händen, begleitet mit meinen sonoren Tönen, in der Luft herum. Das störte mein übermäßig gutmütiges Pferd gar nicht. Aber es nervte meinen Papi. Sein Ruf war immer: „Dominic, häb das Seili!“[7] Ich war auch genervt, aber man gewöhnt sich dran.

Dann, eines Nachmittags, musste Papi eine zweite Reiterin mitnehmen. Er wollte das eigentlich nicht. Vielleicht ahnte er etwas im Voraus. Aber er nahm sie, mit verdrehtem Gesichtsausdruck, auch mit. Ich war vorne mit meinem Pferd, sie folgte mir. Irgendwie war es dann so, dass das Mädchen von hinten zu nahe aufgeritten ist und ihr Pferd einen Annäherungsversuch an mein Pferd gestartet hat. Und das von hinten. Potzblitz im Welschland, das wurde ganz schlecht angenommen von meinem Schwanzgenossen! Der nahm einen Sprung nach vorne, und ich landete in hohem Bogen auf dem harten Boden. Das war nicht mehr sonderlich vergnüglich. Papi erschrak und fluchte. Ich bin anders erschrocken, denn es ging sehr schnell. Also weh tat einiges, ganz schlimm war die Hand. Da stand der Handgelenkknochen so komisch raus, und ich konnte diese Hand nicht mehr gebrauchen. Wir liefen zurück. Papi hat mich getragen, und wir fuhren ins Krankenhaus. Das war ein Theater erster Klasse!

Mami brachte mir mein Plüschtier ins Krankenhaus.

---

7 Dominic, halt den Zügel!

Die wussten sowieso nicht, was für ein komischer Kerl ich war. Die Ärztin wollte mir eine Spritze geben, damit man den Knochen wieder richten und gipsen konnte. Aber mit Spritzen stehe ich noch heute auf Kriegsfuß, damals war das noch schlimmer. Mami muss mir immer einen halben Einkaufsmarkt versprechen.Aber immer ohne Gewähr, dass es dann auch funktioniert.

Aber zurück zu meinem Reitunfall. Die Ärztin hat gemeint, sie müsse ihren Kopf durchsetzen mit ihrer Spritze, bis es Papi reichte und er ihr die Leviten gelesen hat. Er wisse wohl, wie man seinen Sohn behandeln müsse, dass es funktioniere. Sie hat dann klein beigegeben, und ich bekam erst einen Schlafsirup, den mir Mami auf ihre Art mit einer Spritze in meinen Mund spritzte, so dass ich ihn schlucken musste. Das funktionierte dann, und sie konnten mir den Knochen richten, röntgen und gipsen. Mittlerweile war es bald Abend geworden, und wir konnten nach Hause. Mein Knochen ist heil und gesund zusammengewachsen. Lustig ist: zwei Jahre später wollte auf der Straße eine Frau von Papi wissen, wie es mir ginge. Er fragte, woher sie mich kennen würde. Und sapperlot, die verblüffende Antwort war: aus dem Krankenhaus. Sie sei die Ärztin damals vom Notfall, und sie hätte uns nicht mehr vergessen. Wir haben wohl einen unvergesslichen Eindruck hinterlassen. Es belustigt mich heute sehr, so eine unvergessliche Geschichte geschrieben zu haben. Fertig.

Die Schlüsselsuche und eine genervte Mami

Ich stand an der Tür zu meinem Zimmer und verstand die Welt nicht mehr. Was war mit meiner Mutter los? Ich spürte das nervige Gefühl, das sie beherrschte, von weitem. Es war abends, und es regnete sehr stark draußen. Ich sagte mir, dass es sicher so eine Tante am Telefon war, die meiner Mutter auf die Nerven ging. Ich wartete sicherheitshalber ab, denn man wusste nie genau, ob es doch einen selber betrifft. Sie hat ziemlich Temperament, meine Mutter. Trotzdem ist sie eine Bernerin. Nur das Tempo passt nicht so recht dazu. Sie muss immer alles ziemlich schnell erarbeiten. Leider verlangt sie das auch von uns. Nicht immer, aber oft. Erträglich macht es ihr Humor. Sie ist lustig, mit witzigen Einlagen und arbeitet singend in rasantem Tempo. Also diese Seite ist auszuhalten. Aber wenn sie wütend ist, dann fliegen die Fetzen. Oder ganze Leintücher. Das ist dann auch anstrengend. Sicherer ist, man zieht den Kopf ein wie die Schildkröte. Auch ist es ratsam, sich in diesen Momenten ruhig zu verhalten.

So gesehen sind Mütter sehr unterhaltsam, jede auf ihre Art. Die meine war jetzt in ihrem Element. Sie suchte wieder einmal ihren Schlüsselbund. Sicher war er in ihrer viel zu großen Handtasche, in irgendeiner Ecke versteckt und machte keinen Mucks. Das hatten wir auch schon.

Das konnte dauern. Und dann wird gezetert, was das Zeug hält. So was nervt sie unausstehlich furchtbar, bis einmal quer durch die Schweiz und zurück.Alle, außer ich, helfen beim Suchen. Ich halte mich da raus. Da kommt die berühmt-berüchtigte Frage von einem der Suchenden: „Wo hast du ihn zuletzt hingelegt?" Meine Mutter sagt immer, dass sie überbeißen würde bei dieser Frage. Denn wenn sie wüsste, wo sie ihn zuletzt hingelegt hätte, dann wüsste sie auch, wo er wäre. Stimmt irgendwie.

Die Sucherei dauert manchmal ziemlich lange. An den unmöglichsten Orten wird gesucht. Darüber regt sie sich dann auch auf, weil sie sicher ist, den Schlüssel nicht an so einen unmöglichen Ort verlegt zu haben. Einer hat mal im Kühlschrank gesucht. Sie fand das etwas unverschämt, weil sie jetzt wirklich noch keine Anzeichen von Alzheimer hätte. Der Ausdauernste von der Familie, und das ist meistens meine Schwester Nathalie, hilft dann wirklich suchen, bis er gefunden wird. Dann ist aber die schlechte Laune von meiner Mutter wie weggeblasen, und das Gewitter verzieht sich blitzartig.

Der Schlüsselbund war wirklich schon an den unmöglichsten Orten.Auch ohne Anzeichen von Alzheimer.Also ich sage jetzt nicht, wo er schon überall gefunden wurde. Ich möchte keine unnötigen Diskussionen. Ja, das ist immer eine große, tumultige Sache, so ein Ereignis. Da läuft was ab. Eigentlich ist es beruhigend und für die Seele Balsam, nicht alleine zu sein. Farbig unterhaltende, liebe Mitmenschen zu haben, wie Familie und Freunde, ist ein Geschenk. Danke, dass ihr so unterhaltsam seid. Ob freudig oder nervig, ich liebe euch sehr. Und dich erst, du nervige, humorvolle, singende, lustige, liebevolle, fordernde Mutter aller Mütter – danke, dass du alles tust für uns und mich.

Meine Schwestern

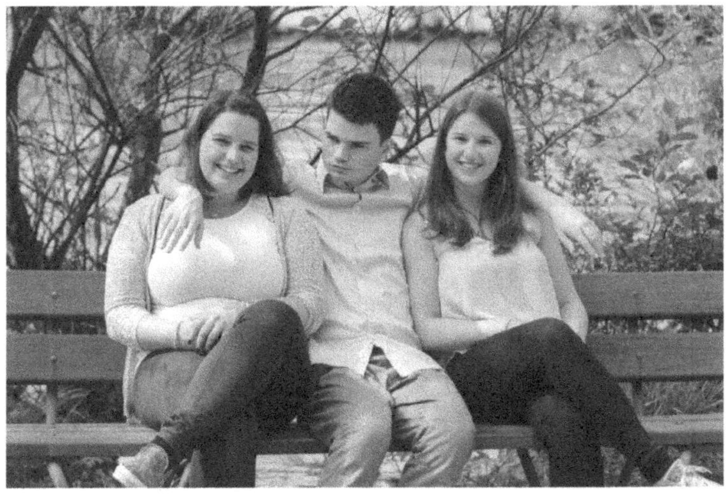

Ich habe zwei Schwestern. Die eine ist Nathalie, 26 Jahre alt. Sie ist eine großartige Schwester für mich. Es ist vielmals sehr kommunikativ, wenn sie mit mir unterwegs ist. Sie spricht immer etwas mit mir. Sie kann Auto fahren und das erleichtert vieles. So geht sie mit mir nach Bern ins Bern Aqua zum Baden. Das ist für mich wie Weihnachten. Da sitze ich zwei Stunden im Sprudelbad draußen. Das Wasser ist so warm wie der gute Ofen im Winter. Ich bin dann meistens anständig, aber verflixt, eben nicht immer. Blöderweise gibt es dort ein Einkaufszentrum und auch eine Apotheke. Mich faszinieren Apotheken sehr. Diese Ordnung in den Gestellen. Eine Schachtel wie die andere in Reih und Glied. Man könnte nachmessen. Es wäre exakt in der Reihe. Große und kleine Schachteln schön getrennt. Das ist schön anzusehen. Ich denke, dass die Leute, die dort arbeiten, auch Autisten sein müssen, mit diesem Ordnungssinn. Ich muss da einfach rein. Da haue ich dann wieder ab, und mich bringt dann fast nichts mehr raus aus dem Laden. Das stresst Nathalie furchtbar, und sie ärgert sich enorm über mich und versucht dann, mich irgendwie da wieder rauszukriegen. Die Leute gaffen, ich schreie, sie regt sich auf und weiß nicht mehr, was sie machen soll. Sicherer ist, sie nimmt die jüngere Schwester mit, um zu helfen. Dann regen sie sich oftmals zu zweit auf.

Oder sie sind clever und gehen mit mir erst ins McDonald's, wenn ich die Apotheke auslasse. Pommes sind eben auch nicht zu verachten. Besser wäre natürlich beides. Melanie ist die andere Schwester. Sie ist neunzehn und noch etwas pubertierend, wie ich auch. So nebenbei, Erwachsene pubertieren manchmal auch noch. Aber beide sind schlaue Frauen. Ich mag schlaue Frauen, außer sie durchschauen mich. So gesehen ist es mir sehr dienend, dass sie so sind. Sonst könnten sie nicht mit mir wegfahren. Ich liebe meine Schwestern sehr. Sie leben noch zu Hause, und so habe ich gute Unterhaltung. Denn die beiden vertragen sich nicht immer gleich gut. Sie geben sich auch Hahnenkämpfe. Trotz ihrer Weiblichkeit. Einmal so und einmal so. Aber solange sie sich nicht umbringen, geht's ja noch. Nein, im Ernst, sie machen dauernd etwas für mich. Ich bin ihnen sehr dankbar. So ist es von Vorteil, wenn sie auch erwachsen sind. Denn man hat viel mehr Möglichkeiten, etwas zu machen. In die Bibliothek gehe ich auch gerne. Ich hole mir mit Nathalie Videofilme. Sie fährt mich mit ihrem Auto dahin. Die Comedysendung „Total Birgit" leihe ich mir sehr oft aus. Birgit Steinegger spielt da die Rolle der Frau Iseli. Frau Iseli, die ist spitze. Wandelbar in jegliche Figuren von bekannten Schweizern. Auch Bundesrätinnen. Sie ist eben auch eine clevere Frau.

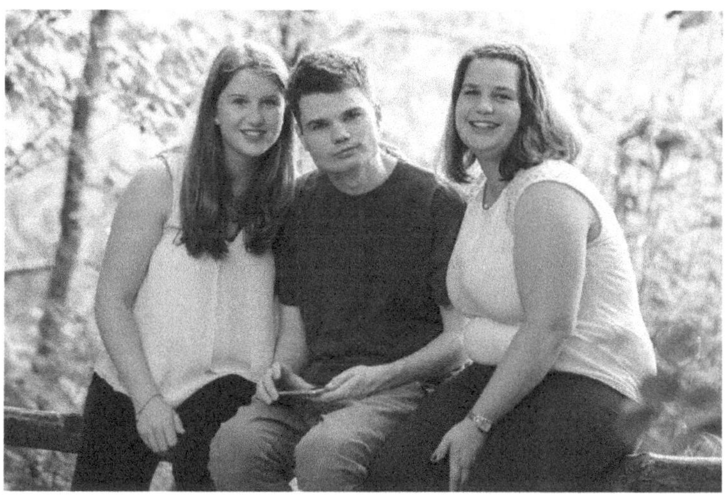

Melanie hat sehr viel zu schreiben. Sie lernt, kleine Kinder zu hüten und erziehen. Worauf sie alles schauen muss! Mami hat uns nach Bauchgefühl erzogen. So miserabel sind wir, glaube ich, nicht herausgekommen. Aber sie nervt sich auch ab mir. Zwischendurch. Ich kann das aber wegstecken. Ich bin glücklich, dass sie da sind. Geschwister sind Erfüllung pur. Wie wäre es, wenn man alleine aufwachsen würde? Öde. Ich bin guter Dinge, dass sie auch noch einen Freund finden werden. Sie sind nämlich noch zu haben.

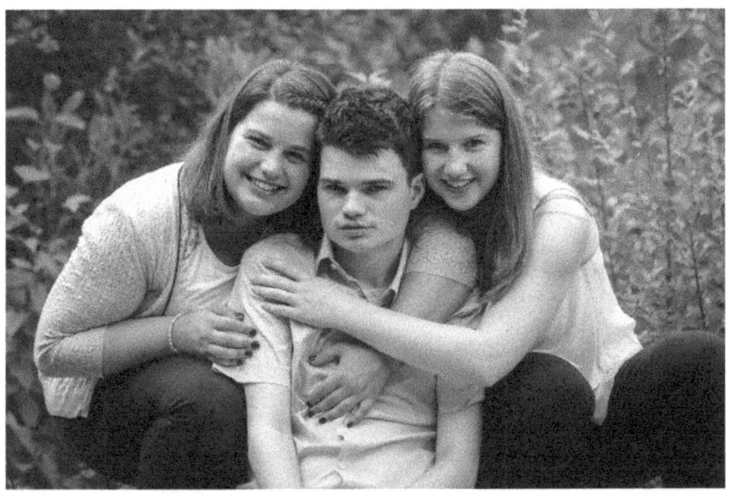

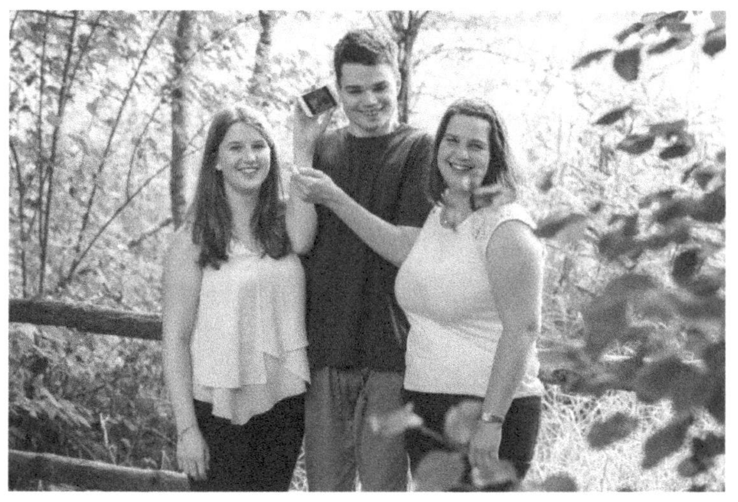

Meine Großeltern

Alt sind sie geworden und runzelig ihre Gesichter. Ohne einen einzigen schlechten Gedanken sind sie vor mir im Gedächtnis. Ich merke auch, wie sie immer kleiner werden. Mein Grosi ist ziemlich kleiner als ich, aber dafür ist sie an Weisheit gewachsen. Ihre Haare sind weiß und stehen vorne zu Berge. Sie nimmt ihr Alter einfach an, mit all den Gebrechen, die einem das Alter beschert. Sie jammert fast nie. Sie sagt, dass sie den 2. Weltkrieg erlebt hat. Und es deswegen mittwochs und freitags immer noch kein Fleisch zu Mittag gibt. Das waren sicher harte Zeiten damals. Ich glaube auch, dass sie darum auch nicht jammern, denn früher war es schlimmer. Der Henkel ihrer Einkaufstasche ist mit Klebeband zusammengehalten, denn der Rest der Tasche ist ja noch brauchbar. Wenn wir nur halb so sparsam wären, dann gäbe es die Hälfte weniger Abfall. Sie ist mit uns Großkindern sehr großzügig, denn bei jedem Besuch bekommt jedes von uns zwei Fünffrankenstücke. Das ist schon lange so. Grosi kann auch viel Gemütlichkeit und Humor vermitteln. Sie erzählt auch amüsante Sachen.

Grosäti hat Rückenschmerzen und musste den Rücken operieren. Er sagt, dass sein Rücken wieder ganz gut funktioniert, aber ihm die Narkose einige Hirnzellen geputzt hätte. Er vergisst jetzt einiges mehr, und er merkt es. Das muss schlimm sein, seinen eigenen körperlichen Verfall wahrzunehmen. Sonst hat auch er harte Arbeit und Zeiten hinter sich. Er war von Beruf Schneider und hat für die Armee Kleider genäht. Viele Stunden pro Tag waren das. Aber ich denke, dass er nicht unglücklich war mit der Situation damals.

Alte Leute sind wertvoll, auch wenn sie körperlich weniger werden. Denn ihre Lebenserfahrung und Lebensweise ist großartig und nachahmenswert. Ich jedenfalls wünsche Ihnen hier auf Erden eine gute, schöne und möglichst schmerzlose Zeit, bis sie ins Licht gehen dürfen. Ich liebe Sie.

Dominic

So sehe ich das

Ich bin ein Autist

Ich bin nicht geistig behindert. Ich gehe in eine normale Schule. Ich giere nach Wissen. Keiner nimmt mir meine Intelligenz. Ich nehme es nicht ganz so genau mit den Anstandsregeln. Es kotzt mich an, immer der Schuldige sein zu müssen. Ganz viele Leute meinen, wir seien nicht normal, aber das stimmt nicht. Ich meine, dass Autisten zum Teil dominanter sind als die meisten Leute. Ich zum Beispiel bin etwas laut und lebe in meiner eigenen Abgeschiedenheit. Es ist manchmal schwer, euch zu verstehen, eure Worte und Handlungen richten in mir so viel Chaos an. Die Welt ist poppig und wirr, es braucht viel Konzentration und Anstrengung für mich, alles zu verfolgen. Ich habe starke Eltern, die für mich kämpfen.

Ich danke allen, die es einfach nur versuchen, uns zu verstehen und uns zu akzeptieren, so wie wir nun halt mal sind. Habe nichts mehr zu sagen.

Sprache muss sein

Sprache ist für mich sehr wichtig. Hoffen wir, dass alle Autisten die Möglichkeit erhalten, die Sprache zu benützen. Kommunizieren kommt für mich nicht an erster Stelle. Ich komme gut aus, ohne mit meinen Mitmenschen zu reden. Menschen ohne Autismus müssten ohne Kommunikation wahrscheinlich sterben. Für mich lässt es sich ohne Worte gut zusammenleben. Ohne das Aufschreiben meiner Gedanken könnte ich aber nicht leben. Ich habe gottlob jemanden, der es mir ermöglicht, die Sprache zu gebrauchen. Eine Geschichte erfinden zu können, ist für mich eine Gottesgabe. Rot und grün sind wichtige Farben, aber Worte sind Offenbarungen. *Momol*[8], *homogen, bombig* und *komplett* sind Worte, die mir gut gefallen. Ohne aufschreiben zu können, was ich denke, wäre das Leben langweilig. Ich freue mich über jeden guten Gedanken, der mir einfällt. Ohne Kommunikation könnte ich leben, ohne Schreiben nicht. Schlecht wäre es, wenn niemand an meinen Gedanken interessiert wäre. Ohne Worte leben zu müssen, wäre eine Tortur. Juhu, ich kann denken und schreiben! Unerwartet kommen oft die besten Gedanken. Zufriedenheit ist komplett wichtig und erforderlich

---

[8] Wort aus dem Oberländer Dialekt. Bedeutung: ja doch, auf jeden Fall.

zum Leben. Ohne schreiben zu können, müsste ich bombig doof, ungut leben. Ohne Kommunikation leben geht, ohne Schreiben nicht.

Vorurteile

Einfach zu glauben, was andere sagen, führt zu Vorurteilen. Wer nicht selbst denkt, ist doof. Ein guter, solider, normaler Mensch ist in der Lage, sich selbst ein Urteil zu bilden. Erlebnisse können prägen, aber dürfen nicht zu Vorurteilen führen. Wo dumme Leute gottlos Vorurteile streuen, entsteht Unfrieden. Wo Unfrieden herrscht, entsteht Krieg. Wie erklären sich Fehlurteile? Mit Vorurteilen. Zu Unfriedenheit kommt es, wenn jeder alles dem anderen nachmacht, ohne zu denken.

Viele halten sich für gelehrt und aufgeklärt, trotzdem haben sie Vorurteile. Wie erklären sich sonst die Aussagen, eine Behinderung sei Schuld der Eltern? Schlimme Vorurteile kursieren über uns Autisten: Wir sollen dumm sein und ohne Verstand. So auflodernd und aufmüpfig wie wir sind, können wir nicht dumm sein. Ich zum Beispiel kann gut denken und alles aufschreiben. Geredet wird bei uns nicht viel, aber gedacht. Noch gibt es viele Betreuer, die behandeln uns wie geistig Behinderte. Vorurteile entstehen, wenn einfach geglaubt wird, was manche sogenannten kompetenten Fachleute behaupten. Falsch ist zu behaupten, Behinderte hätten nicht bombig Freude am Leben. Donnerwetter! Gott hat auch uns erschaffen, und er macht keine Fehler. Zombiehaft, wie wir uns oft leider benehmen, kommen viele auf die Idee, wir könnten nicht normal denken und fühlen. Einfach gut ohne Normale zu leben, muss man sich für sein Anderssein nicht schämen. Vorurteile dürfen gar nicht aufgestellt werden. Wie schön wäre es, wenn einfach alle Menschen so akzeptiert würden, wie sie sind. Vorurteil kommt von Urteil, und beides ist schlecht.

Selbstliebe

Energie

Glück

Liebe

Vertrauen

Selbstliebe ist die großartigste Liebe überhaupt. Sie fordert nichts und gibt dir alles.

Liebe dich selbst. Was heißt das? Wie funktioniert das? Wir werden von unserer Mutter unter Schmerzen geboren, in eine uns neue, unbekannte Welt. Unser zukünftiges Leben ist mit dieser Geburt vorprogrammiert und beschlossen. Was wir daraus machen, ist unsere Sache. Wir sind da zum Lernen und Begreifen. Wenn wir beginnen, uns zu entwickeln, braucht es Selbstliebe. Das heißt eben, dass wir uns selber lieben.

Sich selbst zu lieben heißt, dass du dir als Baby alles gibst, was du brauchst. Du lässt nichts unversucht, um an deine Milch zu kommen, wenn du Hunger hast; dass du gewickelt wirst, deine Bauchschmerzen wegmassiert werden, dass du getröstet wirst, wenn du weinst, und dass man sich mit dir beschäftigt, wenn dir langweilig ist.

Nimm dich als Baby wieder in den Arm. Sieh dich geistig als kleiner Junge, als kleines Mädchen. Wiege dich in deinen Armen und genieße es. Mach das in aller Stille. Das wird dein erstes Ankommen sein in deinem Prozess der Selbstliebe. Fordere sonst nichts von dir in diesem besonderen Moment. Spüre dich einfach in dieser Geborgenheit. Das tut dir gut. Spüren und wahrnehmen, vor allem dich selbst. Das ist das Wesentliche in unserem Leben. Schenk dir selber ein Lächeln – und du wirst es tausendfach zurückbekommen. Ich verspreche es dir.

Kommuniziere mit dem Universum. Sanft und demütig. Das wird dich in deine Selbstliebe bringen. Selbstliebe ist, dich zu spüren, wie du gerade bist, was du sprichst, tust, handelst. Eins sein mit sich selbst. Dann wirst du dir und anderen vergeben können und die allumfängliche Liebe spüren. Das ist die Selbstliebe.

Strahlt in euren Herzen und es wird nach außen strahlen. So ist das Universum in uns, und die Engel tun alles für dich. Es lässt uns ankommen in einen Zustand geistiger Zufriedenheit und Wärme. Es soll eure Herzen leuchten lassen in liebevoller Energie der Liebe.

Mit lichtvollen Gefühlen und dem Gespür für das Wesentliche,

Dominic

Kommode Lobreden

Mütter und Väter loben gerne ihre Kinder, zum Beispiel für gute Noten, obwohl diese putzmunter auch ohne Lob mit dem Leben fertig würden. Hunderte von Menschen würden sich freuen, wenn sie für ihre Arbeit gelobt würden. Gott ist voller Lob für seine Menschen. Ich für mich komme ohne Lob nur schlecht weiter. Autisten brauchen sehr viel Energie, um im Leben voranzukommen. Für uns ist das Leben stressig, weil wir viel zu viele Sinneseindrücke verarbeiten müssen. Alle Leute müssen wissen, dass loben uns Autisten motiviert. Fortlaufend loben mit Worten bringt mich auf Touren. Ohne viel Motivation von außen komme ich schlecht voran, und mit Chips als Lob geht es noch besser. Seltsam kommt es wohl normalen Menschen vor, wenn ich nur für Lob an meine Arbeit gehe. Gut bin ich immer dann, wenn ich für kleinste Schritte gelobt werde. Das ist nicht falsches Verhalten. Kindererziehung geht mit Lob besser als mit schimpfen. Falsch ist es auch, wenn Kinder und Behinderte ohne Lob vernachlässigt werden. Ohne Liebe ist jeder Mensch verloren. Gottlob lieben Eltern ihre Kinder, auch wenn sie behindert sind.

Die Kinder der heutigen Zeit und das freie Umfeld der Erwachsenen

Kinder sind Seelen des Universums, wie wir auch. Doch es gibt Unterschiede. Ich habe die Kinder der Behindertenheimstätte, in der ich lebe, studiert. Es sind reine Seelen, weil sie nicht so empfinden wie ihr. Je sensibler und feinfühliger sie es spüren, desto mehr stört sie die Andersartigkeit von uns. Ich denke auch anders als ihr. Es ist der Andersartigkeit der geistig Behinderten nicht verwandt. Die geistig Behinderten spüren und reagieren hinter unserem Rücken nicht mit Gemeinheiten und falschen Worten. Sie sind einfach geradeheraus und ehrlich.

Was ist denn mit den normalen Kindern? Sie sind auch anders als wir. Sie arbeiten mit einem fragwürdigen Schulsystem, das veraltet und sicher nicht mehr angepasst ist. Was steht an zu ändern? Es darf die Menschlichkeit nicht ausschließen. Jedes Kind hat seine eigene Persönlichkeit, und die sollte im Vordergrund stehen. Das ist das Wichtigste. Holt es dort ab, wo es steht. Es ist nicht normal, das alles abzuklemmen und die Folgen davon sind auch nicht zu unterschätzen. Das aber beachten unsere „Sesselsitzer“ in der Politik nicht. So wird jedes Kind ins gleiche Schema gedrückt, und das wirkt sich auf das spätere Leben aus. Man wird kanalisiert und dadurch kampflos für sich selber. Man lässt sich mit der Masse treiben und hat das Gefühl von Gleichgültigkeit und Normalität.

Was ist denn normal? Ich denke, normal ist relativ, ganz nach Einstein. Die Kinder leben die antrainierte Normalität. Was die Erwachsenen eben als normal sehen.

Das kann es nicht sein. Wir müssen erwachen und aus unserem Trott raus, uns selber spüren und einander wahrnehmen. Sensibilität und eine sehr bewusste Wahrnehmung von uns Erwachsenen ist gefragt. Das ist nicht einfach. Geld, Krieg, großer Neid und Hass regieren die Welt. Und viele fühlen die Macht als Freiheit. Das ist sehr trügerisch. Ich fühle aber, dass sich das anfängt zu wandeln. Beobachtet die Menschen um euch herum. Einfach Augen auf und wahrnehmen. Aber dann ins eigene Haus schauen und aufräumen. Das ist wichtig. Gebt eurem Umfeld dann die Chance, das auch zu tun, indem ihr euch verändert. Das ist Freiheit auf allen Ebenen. Nutzt sie und leitet eure Kinder dazu an. Sie werden es euch danken.

Richtigerweise bin ich auch dran. Ich muss einfach etwas gestupst werden. Dabei hilft mir Mami. Ich leite meinen Dreck aus meinem Körper raus und es hilft. Stupst euch selber. Denn ihr seid doch normal, oder doch nicht?

Viele Selbststupser wünscht euch

Dominic

Rot oder grün

Für uns Autisten gibt es nur richtig oder falsch. Hundert verschiedene Möglichkeiten gibt es, um zu einer Lösung zu kommen. Gut möglich, dass es verschiedene Lösungen noch geben kann. Wir hoffen immer, die absolute Lösung haben zu müssen. Einmal eine Lösung, immer diese Lösung. Sommer ist Sommer. Womit ich nicht das Wetter meine. Unter allen Sommern gibt es immer einen schönen – und den meinen wir, wenn wir von Sommer sprechen. Gottes Worte sind auch von guter Qualität, werden aber unterschiedlich gedeutet.

Für normale Menschen spielt es keine Rolle, wenn sie nicht verstanden werden. Wenn sie missverstanden werden, können sie berichtigen. Um ohne Missverständnisse vorwärts zu kommen, braucht es keinen Autismus. Gibt es Unstimmigkeiten, so muss auch bei Autisten nachgefragt werden. Mit etwas gutem Willen könnten viele Probleme gelöst werden. Viele Vorurteile entstehen, weil nicht nach gemeinsamen Lösungen gesucht wird. Für uns Autisten gibt es immer nur eine Lösung. Bombig wäre, wenn ab und zu auch unsere angenommen würde. Wir liegen nicht immer nur falsch.

Die homogenen Menschen

So viele verschiedene Menschen können gar keine homogene Masse sein. Vorurteile sind da keine Seltenheit. Vordergründig wollen alle dasselbe. Für viele Menschen sind Geld und Macht das Wichtigste im Leben. Die vielen Terroranschläge der noch kriegsfreien Zeit zeugen davon. Gott wollte das nicht, aber er ist machtlos. Er will fortlaufend schlichten. Wie so viele Menschen zusammen in Frieden leben könnten, weiß auch er nicht. Der Frieden auf der Welt ist an allen Ecken und Enden gestört. Für gute Menschen ist es erstrebenswert, in Harmonie mit anderen zu leben. Doch wie sollen Menschen friedlich zusammenleben, wenn böse Nachbarn sie stören? Dubiose Gestalten gondeln in der Welt herum. So einer ist der amerikanische Präsident. Donald Trump fragt niemanden um Rat, aber er mischt sich überall ein. Er und der Nordkoreaner wollen Krieg und gefährden damit den Weltfrieden. Für Putin und Erdogan gelten Menschenrechte nichts. Die beiden streben nach absoluter Macht. So wie die Menschen großteils mit ihren Mitmenschen umgehen, geht die Welt doch zugrunde. Dooferweise kommen gute Menschen oft nicht zu Wort. Zum Beispiel fordern viele Klimaschutz, aber nur wenigen ist bewusst, dass dies ein äußerst wichtiges Thema ist. Alle wollen saubere Luft und gutes Trinkwasser, allerdings will niemand auf Bequemlichkeit und Luxus verzichten. Eine gesunde Umwelt ist für alle Menschen wichtig. Womit aber sollen arme Länder ihre Natur gesund erhalten, wenn sie kaum genug zum Überleben haben?

Ohne Humor geht nichts

Ohne Humor wären die Menschen schlecht beraten. Guter Humor freut normale Menschen, und bringt sie zum Lachen. Schlechter Humor ist, einander zu necken mit hundert blöden Worten. Unerfahrene Leute kommen mit Humor nicht zurecht. Gott ist komplett humorvoll, sonst könnte er die Menschen nicht ertragen. Für uns Autisten ist Humor jedoch sehr schwer zu verstehen, wir kommen nicht mit, wir nehmen alles für bare Münze. Humor ist unrealistisch, und daher für Autisten komplett unbrauchbar. Unter normalen Menschen ist Humor allgegenwärtig. Sie können so vieles besser ertragen. Ohne Humor müssten gute Kabarettisten glatt verhungern. Ohne Humor müssten die Menschen leiden ohne Unterbruch, immer ernst bleiben. Das geht nicht. Hundertmal können gute Menschen mit Galgenhumor über schwere Zeiten hinwegkommen. Ganz falsch ist es, uns Autisten mit Humor kontern zu wollen. Ohne normale, ernsthafte Bemühungen kommen wir nicht weiter. Unter uns verstehen wir uns auch ohne Humor, wenn wir uns überhaupt verstehen. Humor darf nicht für Unfug gebraucht werden, wenn Unheil daraus entstünde. Es kommt es nie gut an, wenn Autisten für dumm verkauft werden. Sie zu verarschen, auch humorvoll, ist gemein.

Angst

Ohne Angst kann kein Mensch leben. Die Angst ist ein Begleiter, wie auch die Hoffnung. Für viele Behinderte ist jedoch die Angst stärker als die Hoffnung. Gott führt sie aber und hilft ihnen, hoffnungsvoll zu werden. Wenn Behinderte nicht ernst genommen werden, besteht die Gefahr, dass sie kein Selbstvertrauen entwickeln. Wenn Angst den Menschen beherrscht, wird er handlungsunfähig. Ohne Unterstützung können Behinderte ihre Angst nicht loswerden. Betreuende und Gott helfen den Behinderten, ihre Angst zu überwinden. Je mehr Vertrauen sie ins Leben bekommen, umso geringer wird ihre Angst vor dem Versagen.

Für uns Autisten ist eine geregelte, gut organisierte Umgebung sehr wichtig. Viel Abwechslung bringt uns aus dem Gleichgewicht, wir vertragen sie nicht. Neue Situationen verwirren uns. Wir haben dann Mühe, uns zu orientieren und bekommen Angst. In der Angst wird unser Handeln unberechenbar. Für Menschen ohne Autismus ist Angst auch nicht gut. Aber sie können sie ohne Hilfe überwinden. Für uns ist es in neuen Situationen wichtig, dass uns jemand begleitet, der uns gut kennt. Wir können uns nicht auf wesentliche Dinge konzentrieren, verlieren rasch die Übersicht und versinken in ein doofes Chaos. Wenn wir zu vielen Sinneseindrücken ausgesetzt sind, fordert uns das zu stark heraus, und wir kommen mit der Verarbeitung nicht zurecht. Verdammter Autismus! Aber wer ihn hat, will ihn behalten.

Ohne Kompromisse leben

Ohne Kompromisse zu leben, ist unmöglich. Ohne dass sich ewig in private Angelegenheiten eingemischt werden würde, ginge aber schon. Für uns Autisten ist es unerträglich, wenn Fachleute meinen, sie wüssten wie wir funktionieren. Unermüdlich versuchen sie uns so zu trimmen, dass wir funktionieren, wie sie es für richtig halten. Es bringt nichts, wenn immer an uns herumgenörgelt wird. Ohne viele Worte, dafür aber mit klarer Führung kommen wir weiter. Es ist uns klar, dass auch wir uns anpassen müssen, wenn das Zusammenleben funktionieren soll. Wieso aber muss immer der Autist gehorchen? Womit begründen Nichtautisten ihr Besserwissen? Womit legimitieren normale Menschen ihre von ihnen aufgestellten Regeln?

Für uns Autisten sind eure Regeln oft nicht verständlich. Weshalb wollen nicht behinderte Menschen uns weismachen, dass wir diese Regeln befolgen müssen? Wir möchten einmal erleben, wie ihr mit unseren Regeln klarkommen würdet. Erwachsene Autisten sollten selbst bestimmen können, wie sie leben möchten. Wieso muss immer alles nach eurem Kopf gehen? Wir wollen Selbstbestimmung, ohne Wenn und Aber.

Eine Rede verfassen

Dein Fußballclub hat in der WM ein Spiel gewonnen. Schreibe eine Rede, die du vor einer Kindergartengruppe halten möchtest, um die Kleinen für den Fußballsport zu interessieren!

Hallo Kinder,

ich sage euch jetzt etwas über Fußball. Es ist ein sehr sportlicher Bewegungssport. Was ihr braucht, ist Interesse am Herumrennen, spielerische Findigkeit, damit ihr den Beil so schnell wie möglich ins gegnerische Tor schießen könnt. Die Anzugsvorschriften sind je nach Position verschieden. Es braucht dazu so läppische Kniesocken, die ich nicht mal im größten Fieberschub als Wickel anziehen würde. Das Shirt muss groß sein und den Hintern bedecken. Die Hose ist kurz, da die Spieler ja schon diese Kniesocken tragen. Die Schuhe sind genoppt, damit sie gut greifen, denn der Angreifer ist immer etwas aggressiv, damit er dir den Ball wegspielen kann. Es kann gut sein, dass du auch mal Spucke ins Gesicht kriegst, weil dein Gegner sich maßlos ärgert. Dann wird er natürlich bestraft, indem es einen Freistoß gibt. Das heißt, der Ball wird dort, wo sich die Straftat ereignete, dem Gegner übergeben zum Weiterspielen. So, ich glaube das reicht für den Moment. Probiert es mal aus und ihr werdet sehen, dass es Spaß macht, sich auszutoben. Ich bin leider nicht so Fan wegen der Kniesocken.

Trauer

Trauer und Traurigkeit sind außen und innen schwarz und sicher dunkel bis in alle ewigen Abgründe. Es ist für viele Außenstehende das Zeichen: dieser Mensch ist traurig. Sicher steht die Farbe Schwarz für Trauer. Aber nicht jeder ist traurig, der Schwarz trägt. Eine gute, nach außen sichtbare Lösung wäre die, dass derjenige, der traurig ist und Schwarz trägt, dazu noch weinen würde. So wüsste ich genau, wer jetzt traurig ist und wem einfach nur die Farbe Schwarz gefällt. Aber das geht nicht, denn irgendwann hat der Mensch keine Tränen mehr. Das wäre eine gute Sache für eine Taschentücherfabrik. Ich würde da dann Aktien kaufen.

Im Ernst, trauern kann befreiend sein, aber erst nach einer gewissen Zeit. Trauer kann auch vielen helfen, etwas zu verarbeiten. Trauer ist auch nicht zu verwechseln mit Traurigkeit. Traurigkeit ist die leichtere Form. Das geht schneller vorbei. Wenn jemand um einen Menschen trauert, der plötzlich stirbt, kommt der Schock dazu. Das ist schlimm, denn man konnte sich nicht darauf vorbereiten. Wenn ein alter Mensch stirbt, hat er sich selber darauf eingestellt, weil er weiß, dass das Leben endlich ist. Wohlmöglich will und kann er nicht mehr leben. Diese Trauer zu verarbeiten, ist für Außenstehende einfacher, weil man mit dem Tod rechnet. Kommt aber eine Depression dazu wie bei meinem Großvater, kann man eine riesengroße Trauer fühlen, ohne dass man schwarz angezogen ist. Man weiß nicht recht, was mein Großvater denkt, er spricht auch fast nichts mehr. Am liebsten möchte er sterben, aber er kann sich nicht lösen. Jetzt ist er im Altersheim, unfreiwillig und voller Trauer. Seine Seele blutet, und er hat nie ins Altersheim gewollt. Seine Frau, meine Großmutter, ist gestorben, und hat ihn sitzen gelassen im ganz großen, traurigen Elend. Seither ist er nicht mehr der Alte. Trauer kann auch zerstören. Ich wünsche ihm ganz fest, dass er bald ins Licht gehen kann zu ihr. Das hat er verdient. Das macht mich auch traurig. Wenn ein Mensch nicht mehr will, soll er gehen können. Es ist auch für die Familie nicht einfach, dieses Leiden auszuhalten, ihm zusehen zu müssen und nichts tun zu können außer zu beten. Ich sehe ihn gesund im Himmel wieder. Trauer kann auch sein, ein geliebtes Tier zu verlieren. Eine beendete Freundschaft oder ein häuslicher Brandverlust mit vielen verlorengegangenen Erinnerungen. Das schmerzt auch. Ich bin traurig, wenn ich alle nerve, ich manchmal nicht das essen darf, was ich will, ich zu früh ins Bett muss und sicher auch, wenn Mami traurig ist. In die Ferien gehe ich auch nicht gerne. Das macht auch traurig, wenn ich nicht zu Hause sein kann. Ich spüre das gut. Es kommt aber wieder die Zeit, dass man fröhlich sein darf und alles etwas in den Hintergrund rutschen darf und soll. Trauer, Leid und Freude sind nah beieinander. Genießt das Leben mit allen Höhen und Tiefen.

Ertragt Trauer wie Freude gut. Ergebt euch in die Situation dieser Gefühle. Ich habe auch selbst so viele traurige und schöne Momente im Leben, dass das einfach recht normale Gefühle sind und man sie annehmen soll. Nicht mehr und nicht weniger. Carpe diem.

Wie geht es, so zu sterben, ohne zu hadern?

Ich habe ein gutes Gefühl für das Sterben, denn man darf Erträgliches erfahren nach dem Tod. Ich bin etwas durcheinander, denn meinem Großvater geht es nicht mehr so gut. Er ist ganz mager und spricht fast nichts mehr. Weil er noch ganz schwarzsieht, und das tut er, seit Großmutter in den Himmel abgehauen ist, sehr viel. Das war gar nicht gut für ihn, denn er wollte zuerst gehen. Jetzt ist er im Altersheim, obwohl er da nie hin wollte. Er war ein paarmal bereit zu sterben und wollte sich das Leben nehmen. Das sagte er viele Male vor einem Jahr. Ist das ein Hadern mit dem Leben? Oder Trauer? Oder beides? Es geht einem nicht gut, wenn man einen Menschen verliert. Ich merkte das bei Großmama. Aber ich weiß ganz sicher, dass ihr jetzt die Beine nicht mehr wehtun. Sie ist glücklich und drum ist es auch gut, wenn man nach der großen Traurigkeit auch wieder die lebendige Seite lebt. Ich suche nicht nach Gründen, nach dem Warum und dem Wieso. Es ist gegeben.

Warum trauert einer mehr als der andere? Es ist unterschiedlich, wie der Mensch einen Verlust verkraftet. Ein alter Mensch hat sein langes Leben leben dürfen. Das ist ein großartiger Abschied von ihm. Er hat viele Andenken hinterlassen, und man gönnt ihm die verdiente Ruhe. Ich denke, das freie Leben ist auf seine Art eine Bereicherung für jeden. Für Nahestehende wie für sich selbst. Wenn alte Menschen sterben, dann hadern sie nicht so oft, als wenn vielleicht ein junger Mensch geht, der noch sein ganzes Leben vor sich hatte und dann unerwartet aufgeben muss. Akzeptanz geht über alles. Ich muss meinen Autismus auch akzeptieren, meine Familie muss das auch. Es ist einfach so. Punkt. Wie geht man mit Trauernden um? Ich denke, dass sie auch in einer anderen Welt sind in dieser Zeit. Der eine mehr als der andere. Wie wir Menschen mit Autismus auch. Auch für Nebenstehende ist das nicht einfach. Achtet darauf, ob der Trauernde will, dass man ihm zuhört und still ist. Sie reden lassen, wenn sie sprechen wollen. Großvater hat manchmal geredet. Immer dasselbe. Mami war bei ihm. Sie hörte einfach zu und sagte nicht mehr viel, oft auch gar nichts. Es ist manchmal schwierig, das auszuhalten, und man kann selber nicht trauern, weil einem der andere alle Energie aufsaugt. Es ist wichtig, mit dem Bauch zu spüren und das zu tun, was der einem sagt. Vielmals sind die Menschen auch unsicher, wie sie mit Trauernden umgehen sollen. Wie bei uns Autisten auch. Hört auf euer Bauchgefühl. Es ist in dem Moment richtig, was es euch sagt. Wenn ihr nicht wisst, was ihr sagen sollt, dann sagt nichts. Es braucht dann in diesem Moment keine Worte. Ihr werdet im richtigen Moment die richtigen Worte finden. Einfach da sein. Das ist auch die Hilfe, die wir Großvater im Altersheim geben können, wenn er nichts spricht. Einfach nur da sein.

Manchmal schlafe ich neben ihm, eine Weile. Es macht schläfrig, nur dazusitzen. Ihn stört das nicht, und mich sowieso nicht. Aber ich spüre ihn und er mich. Das ist das Wesentliche. So gesehen ist es auch eine Verbundenheit auf geistiger Ebene. Ich habe so gespürt, dass es ihm gut geht. Man muss Menschen auch loslassen können. Das ist schwierig. Sie können sich dann auch nicht so leicht lösen, wenn wir sie nicht loslassen. Lassen wir sie gehen, und sie werden es gut haben. Großvater auch, er weiß es nur nicht. Er hat sich darüber nie Gedanken gemacht. Ich wünsche ihm eine lichtvolle Reise ins Regenbogenlicht des Paradieses. Ich liebe dich, Grosäti.

Unser gutes Gespür

Die Menschen denken und handeln. Es gibt auch solche, die erst handeln und dann denken. Und es gibt solche, die weder denken noch handeln. Erst ist es gestern gewesen, als ich erst gedacht habe und dann gehandelt. Das war nicht so gut, denn wenn ich erst gehandelt hätte, wäre es anders, spontaner passiert. Blöd gelaufen. Ich sage nicht was, es spielt auch keine Rolle. Es geht darum, dass sehr viele Menschen gesteuert sind vom Gehirn. Die Überleger sind die, die alles genau und korrekt machen wollen, auf der Arbeit und im Alltag zu Hause. Das ist durchaus legitim, aber für viele sehr mühsam. Es wäre etliches einfacher, wenn das Bauchgefühl eingesetzt würde. Der Verstand ist der obere Chef des Menschen. Das wird in der Schule auch trainiert. Der Verstand ist so etwas Sinnvolles in unseren Augen. Aber ist das so? Ich glaube nicht, denn der Bauch gibt uns die Sicherheit, es richtig zu machen. Erst ist der Kopf zu vielen verschiedenen Gutachten zur Stelle, und dann weiß man vielmals nicht mehr, welche Entscheidung die Richtige ist. Sicherheit gibt es manchmal, eine andere Meinung von jemandem, dem man vertraut, zu hören. Aber die letzte Entscheidung liegt immer bei einem selbst. Ob das Bauchgefühl immer recht hat, das ist auch eine Vertrauenssache. Man traut es ihm und einem selber nicht zu, sich darauf zu verlassen. Und es sagt auch keiner, dass man das vermehrt tun sollte. Bei mir ist es auch so. Ich spüre eigentlich gut, was richtig oder falsch ist. Bequem wie ich bin, schiebe ich dann meine Mutter vor, die entscheiden soll. Ich äußere mich gar nicht dazu. Jetzt weiß sie es, und einfach wird es jetzt nicht mehr für mich. Das ist eigentlich auch gut so, denn alt genug wäre ich ja jetzt, um Dinge selbstständig zu entscheiden. Aber die Angst und das Ego beeinflussen diverse Angelegenheiten. Das macht unsicher und das Selbstvertrauen schwindet ganz schnell. Wenn Angst ins Spiel kommt, dann steuert sie uns. Und wir ziehen genau das an, wovor wir Angst haben. Das steuert auch unser Vertrauen ins Aus. Mich führt das immer in eine Blockade, wo am Ende nichts mehr geht. Ich muss dann meine ganzen Stereotypien durchsprechen, ohne dass mich jemand bremsen kann. Das macht meine Mitmenschen nervös und ungeduldig. Mich macht das noch nervöser, weil ich es viele Male erst recht nicht stoppen kann. Es ist ein Teufelskreis, da wieder rauszukommen. Zum Glück habe ich das Talent, dass ich darüber schreiben kann. Irgendwie muss ja Autismus auch etwas Sicheres, Positives bereithalten. So gesehen mache ich mir meine Krankheit manchmal auch zunutze. Meine Mutter kann mich aber mittlerweile auch besser einschätzen und durchschaut mich immer öfter. Ich sagte ihr früher immer: „Ich verrecke, wie du mich durchschaust!" Das war nicht so schön in der Umgangssprache, darum sag ich sowas nicht mehr. Meine Therapeutin Frau Vreni hat Nerven wie Stahl. Sie hat etwas Großmütterliches und arbeitet schon viele Jahre mit mir. Wenn energetisch eine ganz strenge, stressige Zeit ist, dann bin ich während der Therapie auch laut und spreche meine ganzen Stereotypien noch und noch. Meine Mutter hört das manchmal, wenn sie da ist. Letztes Mal hat sie Frau Vreni Kopfhörer gebracht, damit sie sich das etwas gedämpfter anhören konnte. Ich musste dann doch grinsen ab dieser Idee. Das hat mir gut geholfen, mich wieder zu beruhigen, und Frau Vreni brauchte sie nicht. Wie tut doch Humor gut und entspannt enorm. Lacht mal über euch selber und es geht so vieles einfacher voran. Lachen tut der Seele gut. Und ich sage euch, schert euch nicht drum, was andere sagen, und genießt das Leben.

Gott hat einen Platz in meinem Leben

Ohne Gott kommt nichts

Gott ist groß und undurchsichtig. Gott hat jeden Menschen fortlaufend erschaffen, ohne dies vorher zu planen. Donnerwetter, wie gut ist er, ohne Bauplan solche Kunstwerke zu schaffen! Aber er schafft auch behinderte Menschen. Allerdings fördert er auch diese Menschen, auch uns Autisten.

Aber es gibt auch Menschen, die nichts Gutes tun. Sie gehorchen Gott nicht und machen, was ihnen Ohnmächtiges in den Sinn kommt. Unnötige, komplizierte Kriege führen sie und töten einander. Gott liebt alle Menschen, ohne Unterschied. Doof ist, wer ihm nicht folgt. Noch ist Gott geduldig, aber wie lange noch? In der Welt ist so viel Elend und Ungutes, dass viele Menschen ohne Hoffnung sind. In Gottes Welt könnten alle friedlich nebeneinander leben. Ohne fortlaufend zu korrigieren, müsste Gott die Welt untergehen lassen. Loben können wir Behinderten Gott, er hat viel für uns getan. Pingeliger könnte er nicht sein, wenn er Autisten fördert. Er schickt ihnen immer wieder Menschen, die sie aus ihrer Welt herausholen. Er will, dass sie etwas bewirken in ihrem Leben.

Falsch ist auch, wenn gesunde Menschen uns nicht akzeptieren. Das passt Gott gar nicht, aber er kann oft nichts dagegen tun. Potzblitz, wie schnell würden alle gehorchen, wenn er sich wie ein doofer, forscher, folternder Diktator benehmen würde! Zu unserem Glück ist Gott aber gütig und vergebend. Er verzeiht jedem, der zu ihm findet, und freut sich über seine Buße. Andere Völker haben einen anderen Gott, aber den gleichen Glauben an ihn. Ohne Gott, egal von welcher Religion er verehrt wird, gäbe es keine Menschen. Gott gehört unser Lob und unser Dank. Hoffentlich hat Gott noch lange Geduld mit uns komplizierten Menschen, denn er möchte die Welt erhalten. Tonnenweise werden Kerzen angezündet: Aber was bringt es, wenn niemand bereit ist, sich zu bessern?

Zuversichtlich schaue ich in die Zukunft, denn Gott liebt mich und beschützt mich.

Erfolg

Gott gibt jedem Menschen gute Gaben mit auf die Welt, er fordert sie auf, sie zu nutzen. Für hoffnungsvolle junge Menschen ist es oft schwierig, ihre Begabung zu erkennen. Wenn sie ohne Berufswunsch aus der Schule kommen, dürfen sie nicht damit rechnen, eine Lehrstelle zu finden, die ihren Begabungen entspricht. Fortlaufend müssen diese jungen Menschen für ihren Erfolg kämpfen. Doch wenn sie ihr Ziel erreicht haben, ihre Begabung erkannt und genutzt, können sie sich am Erfolg freuen. Fortlaufend am Erfolg freuen können sie sich aber nur, wenn sie sich nicht einfach auf den Lorbeeren ausruhen. Zuerst ist es wunderbar, wenn man im Mittelpunkt steht, aber lohnend nur für kurze Zeit. Doch nur wer den Erfolg erlebt hat, weiß dass es sich lohnt, dafür zu arbeiten. Für die meisten Menschen ist es schön, an weiteren Erfolgen zu arbeiten. Es gibt aber auch Menschen, die bringen es nie zum Erfolg. Behinderte Menschen erfüllen offenbar nicht die Ansprüche unserer Gesellschaft. Für sie ist die Welt oft schwierig zu verstehen. Wenn sie fordernd sind, werden sie zurückbefohlen. Bemitleidet werden wollen sie aber auf keinen Fall, das fühlt sich nicht gut an. Aber man sollte behinderte Menschen fordern, denn auch sie haben Begabungen, die zum Erfolg führen können. Die sogenannten normalen Menschen vermiesen ihnen aber oft den Erfolg, weil sie ihnen nichts zutrauen. Sie dürfen wonniglich einfach leben und werden bombig versorgt wie Dinge, die nicht gebraucht werden.

Bunt glücklich kommt es aber auch vor, dass Menschen mit einer Behinderung mit guter Unterstützung Erfolg haben und in die Zeitung kommen.

Vertrauen

Gott hat der Welt Hoffnung geschenkt. Er hat Vertrauen in die Menschen, die er geschaffen hat. Die Menschen aber verbocken oft Gottes Vertrauen. Leider fordern Menschen, ohne Absicht, das Vertrauen anderer Menschen heraus. Sie wollen etwas erzwingen und auf einmal ist eine Freundschaft kaputt. Roboter würden ohne Vertrauen auskommen. Für Freunde ist Vertrauen das wichtigste Gut. Wenn eine Person eine andere enttäuscht, führt das zu Vertrauensverlust. Um das Vertrauen wiederherzustellen, braucht es unendlich viel Zeit. Für Menschen mit Autismus, die nicht dieselbe Gefühlswelt haben, ist Vertrauen in Bezugspersonen äußerst wichtig. Wenn sie nicht Vertrauen haben können, so besteht die Gefahr, dass sie im Chaos versinken. Autisten ihrerseits laufen jedoch dooferweise immer wieder Gefahr, durch ihr formloses Verhalten das Vertrauen ihrer Bezugspersonen zu missbrauchen und es dadurch zu verlieren. Einmal ungewollt jemanden enttäuschen, und schon ist für diese Person die Harmonie weg und auch das erworbene Vertrauen. So müssen Autisten immer wieder um Vertrauen bei den Bezugspersonen kämpfen. Sie missachten Gebote. Das geschieht aber nicht mit Absicht, es passiert ungewollt einfach immer wieder.

Frustration

Jedermann, ohne Ausnahme, hat frustreiche Momente im Leben. Kommod wäre, keinen Frust aufkommen zu lassen. Doch ohne Frust kommen wir Autisten nicht durch das Leben. Gott loben soll Frust abbauen, aber ich lobe komplett zu wenig. Noch ist unsere Welt zu unterschiedlich von der euren. Kommen wir ohne Kommunikation aus, ist sie bei euch unerlässlich. Wir Autisten kommen gut aus ohne Abwechslung. Ihr braucht dauernd einen Wechsel. Frust lohnt definitiv nicht, denn ohne lebt es sich viel feiner. Gott kommt auch nicht ohne Frust aus. Gott schuf gute, muntere Menschen, ohne Fehler. Doch er ist frustriert, weil nicht alle gut geblieben sind. Aber es gibt auch Möglichkeiten, Frust zu vermeiden: Ruhe bewahren, wenn es nicht läuft wie geplant. Total ohne geht es aber nur im tollen Paradies.

Eine gute Sache zum Abbauen von Frust ist, miteinander zu kommunizieren. Ohne Kommunikation komme ich als Autist zwar gut klar, aber im Zusammenleben mit Nichtautisten geht das nicht. Für mich ist Kommunikation immer ein Stress, aber es lohnt sich. Die Frustration bringt mich aber auch weiter. Unter uns Autisten gibt es große Unterschiede, es gibt gebildete und ungebildete. Je besser gebildet, umso mehr Möglichkeiten hat man, Frust zu begegnen. Es wäre aber falsch zu behaupten, uns könne man gut manipulieren. Wir lassen uns nicht gottlos formen, wie ihr es gerne hättet.

Hoffnungslosigkeit

Ohne Plan wird auf dieser Welt gemordet und zombiehaft alles zerstört. Eine gute Idee, wie der Wahnsinn gestoppt werden könnte, hat niemand. Dooferweise kommen Menschen auch auf die dumme Idee, Terror und Schrecken zu verbreiten. Zu viele Videospiele mit Gewaltpotenzial sind im Verkauf. Gottlos egoistisch verteidigt die reiche Schweiz ihr Hab und Gut. Ohne eine sofortige, dominante Einsicht aller Parteien geht die Welt zugrunde. Nötig wäre eine bessere Umverteilung aller Ressourcen dieser Welt. Wenn jeder seinen Anteil erhalten würde, wäre eher Frieden auf Gottes geliebter Erde. Terror kann die Welt nicht retten und eine Rettung durch Gott wäre nur möglich, wenn sich alle Menschen auf eine Religion einigen könnten. Wollen alle Menschen wirklich in Frieden zusammenleben, so dürfen einzelne Parteien nicht mehr nur ihre Theorie verfolgen, und Einheitsparteien dürften niemanden unterdrücken. Wieso dürfen Diktatoren Leute ermorden oder eine Gefängnisstrafe aussprechen? Dominante Staatsmänner dürfte es gar nicht geben. Womit wollen wohl Donald Trump oder Hillary Clinton die Welt retten?

Gott möchte die Menschen für homogene, komplett gute fürsorgliche Bürger halten können, aber sie sind nicht fähig, in Frieden zusammenzuleben. Demokratie muss gelernt werden, und bunt auch gelebt. Nur wo jeder

Mensch ernst genommen wird, können mündige Bürger ohne Zank zusammenleben. Aufeinander speziell eingehen und einander ernstnehmen, das täte gut. Ruhig bleiben und miteinander reden können nur wenig Menschen.

Sorgen

Sorgen kommen ungewollt und gut und gern bei allen Menschen vor. Man kann ihnen auf keine Weise entgehen. Sorgen ohne Grund sind ohnmächtig und ohne Ende. Sorgen machen sich werdende Eltern, denn sie wissen nicht, ob ihr Kind gesund sein wird. Sorgen haben junge Menschen, die nicht wissen, was sie lernen wollen. Sorgen machen sich auch alte Menschen, sie bangen um ihre Ersparnisse und Gesundheit. Behinderte Menschen haben Sorgen, denn sie werden oft nicht ernst genommen. Asylanten machen sich Sorgen, tot zu sein, bevor sie sorglos im Asylland leben können. Für viele Menschen sind Sorgen das tägliche Brot. Viele haben kaum zu essen, sind krank oder hoffnungslos verschuldet.

Gott macht sich Sorgen um die Menschheit, denn sie ist oft ungläubig und komplett fordernd, ohne selber etwas dafür zu tun.

Für gesunde Menschen sind Sorgen überwindbar. Sie finden Lösungen und kommen weiter auf ihrem Weg. Sie dürfen hoffen, keine Sorgen mehr zu bekommen. Ungut ist, wenn gesunde Menschen Sorgen einfach ohne guten Grund nicht ernst nehmen und hoffen, sie verschwinden von allein. Hoffnungslos sind solche Menschen, die glauben, Sorgen sowieso nicht überwinden zu können. Junge Menschen dürfen das, weil sie noch keine dominante Lebenserfahrung haben, doch sie tragen keine Schuld daran.

Wie andere mich sehen. Briefe und Gedanken

Dora Heimberg

Liebe Dora,
ich würde es mir wünschen, wenn du noch etwas für mich schreiben würdest. Ich bin guter Dinge, dass du das schaffst. Ich schenke dir dann ein Buch von meiner neuen Auflage. Ich bin unglaublich stolz, dass Gabriel das mit mir macht. Erfülle mir bitte den Wunsch. Ich hätte dann ein großartiges Andenken an dich, und erst noch bis an mein Lebensende. Du bist einzigartig und das ohne alle Arbeit, die du jetzt wegen mir machen darfst. Ich habe es verdient. Findest du nicht?
Mit vorfreudigen Grüßen, Dominic

Du kannst vieles schreiben. Auch Lustiges und Ärgerliches.

Lieber Dominic,
gerne erfülle ich dir deine Bitte, etwas für dein neues Buch zu schreiben. Ja, du hast es verdient, dass man von dir hört. Ja, du kannst stolz sein auf dich. Ja, auch du bist einzigartig. Ich staune immer wieder, wie du mit Wörtern und deren Kombination überraschende Geschichten schreibst.

Nun würfle ich die Wörter aus deinem Buchtitel durcheinander. Herausgekommen ist dabei ein Gedicht über dich.

Ich bin so, wie ich bin
Bin ich?
Ich bin!
Ich bin ich.
Du bist du.
Wie bin ich?
Ich bin so!
Du bist du, so.
Ich bin ich, so.
Ich bin so, wie ich bin.
Du bist so, wie du bist!

Das Du braucht es. Stell dir vor, es gäbe kein Du. Du und ich, wir tanzen zusammen. Du und ich, wir verstehen uns. Manchmal mehr, manchmal weniger. Wenn du suchst, wenn ich suche, finden wir uns, meistens.

Viel Erfolg!
Dora Heimberg[9]

---

9 Dora Heimberg leitet eine Praxis für Psychomotorische Therapie und ist Autorin zahlreicher Fachbücher.

Margarete Schmocker-Fleischmann

Ein paar Szenen aus der Zeit, da ich – als Schulische Heilpädagogin – Dominic während seiner Karriere im Unterricht der öffentlichen Schule begleitete

Dieser Briefwechsel ging meinem Schreiben voraus:

Liebe Margarete,
Ich möchte dich anfragen, ob du für mich erzählen würdest, wie das war, mich zehn Jahre lang in die Schule zu begleiten. Für mich warst du eine große Stütze und eine gerechte, strenge Person, die auch lustig sein konnte. Ich nehme es dir nicht übel, auch das Schwierige in dieser großen, jahrelangen Entwicklung zu erwähnen. Das war anfangs eine riesengroße Hürde für mich. Die Lehrer waren nicht alle gleich motiviert. Das war gar nicht so lustig. Ich, mein Autismus, die Kinder, der Unterrichtsstoff und teils die Lehrer, die auch neben den Schuhen standen, weil sie mit mir und der ganzen Situation nicht umgehen konnten. Ich hatte aber für den Start ganz liebe und interessierte Lehrerinnen. Das war mein großes Glück. Nach einer etwas frustrierten und ratlosen Begleiterin kamst du. Das war gut. Und ich danke dir großartig, dass du das ausgehalten hast mit mir. Ich mit dir auch. Danke, dass du sicher Ja sagst. Ich wünsche dir eine großartige Ausdrucksweise unserer Geschichte. Es

lächert mich jetzt schon, wenn ich dran denke.
Mit schreiberischen, inspirierenden Grüßen
Dominic

Lieber Dominic,
danke für deinen Brief! Deine Anfrage beantworte ich mit JA, gerne.

Am meisten freut es mich, dass diese Tatsache bei dir Lachen auslöst. Wie du offenbar noch weißt, lache ich sehr gern … auch über mich selber.

Am Schreiben für dich bin ich - solange ich nicht schon wieder Besuch habe - an jedem Wochentag am Morgen ein Weilchen. Da sehe ich auf dem Bildschirm noch sehr gut. Dann ermüden meine Augen und ich muss in die Ferne blicken und andere Dinge tun.

Als Lehrerin durfte ich nach der Pensionierung keine Unterlagen über einen Schüler aufbewahren wegen des Datenschutzes. Daran habe ich mich streng gehalten.

Deine Mutter hat mir nun deine Hausaufgabenhefte und ein paar Schulberichte ausgeliehen. Dadurch steigen genauere Erinnerungen in mir hoch. Aus der zeitlichen Distanz habe ich da noch viel mehr zu lachen als damals. Früher musste ich ja immer im Hinterkopf haben, dass dein Verhalten nicht nur autistisch-originell ist, sondern dass es deinen Schulplatz gefährdet. Mein großer Spagat bestand darin,

- einerseits auseinanderzuhalten, was von deinem Tun entgegen deinem Willen vom Autismus bedingt, also zu akzeptieren war, - was der Lausbub Dominic inszenierte (und was man ihm darum abgewöhnen konnte)
- andererseits wieviel Belastung die Schulsituation aushielt, ohne dass die anderen Schüler und Lehrer über Gebühr gestört wurden.

Mein Ziel mit dir war, dir zu zeigen, was es von dir her braucht, damit du als Erwachsener in der Gesellschaft, wie sie nun einmal ist, leben kannst, ohne abgelehnt zu werden.

Mit schreibend inspirierten Grüßen
Margarete

Kennenlernen

(Margarete Schmocker-Fleischmann)

– oder – Von einem cleveren Kerlchen um den Finger gewickelt werden

Bevor ich mich definitiv auf das Abenteuer einließ, einen Jungen mit Autismus im Klassenunterricht der öffentlichen Schule zu begleiten, saß ich in einer 1.-Klasse-Lektion hinten im Zimmer und beobachtete den Knaben, mit dem eine junge Lehrerin für geistig Behinderte das Pult teilte. Beide versuchten (das Kind scheinbar eher nolens als volens), gemeinsam dem Frontalunterricht der Klassenlehrerin zu folgen. Den Buben empfand ich als zwar kurzzeitig voll präsent bei der Sache, aber durch jede Kleinigkeit äußerst leicht ablenkbar. Er sprach nicht, gab aber zwischendurch erregt Laute von sich, die nicht zu überhören waren. Immer wieder umfasste er sein Gesicht mit beiden Händen, beidseits ein bis zwei Finger auf dem Ohr und den kleinen im Augenwinkel. Dazu summte er. Körper und Kopf bewegten sich in steter Unruhe. Da nahm ich auch seine Tendenzen wahr, aufzustehen, leichtfüßig wie ein Gummiball auf den Zehen zu hüpfen und quirlig wegzulaufen. Die Lehrerin an seiner Seite hatte im wortwörtlichen Sinn alle Hände voll mit ihm zu tun.

Mir war sofort klar, welch große Herausforderung mir da angeboten wurde, völliges Neuland im gewohnten Schulalltag. Zuerst musste ich herausfinden, ob die beiden Lehrerinnen, die sich das Pensum teilten, bereit sein würden, mich persönlich im Klassenzimmer zu akzeptieren, ob wir zusammenarbeiten könnten, wie ich mich auch im Unterricht für die anderen Schüler würde einbringen dürfen und können, und, ***das Wichtigste, ob ich überhaupt einen Draht zu diesem besonderen Kind finden würde.***

Auf einmal drehte es sich mit strahlendem Gesicht zu mir um. Jetzt war da nicht mehr irgendein Bub mit Autismus; Dominic selber sah mich ein paar Sekunden lang ruhig an …

Mit diesem Blick aus seinen Märchenaugen voller leuchtender Pünktchen adoptierte er mich als seine Lehrerin.

Bedingungen und Hilfsmittel

Die beiden „Regel"-Lehrerinnen waren wunderbar bereit, das Integrations-Experiment zu wagen ... mit großem Respekt und mit viel Liebe. Sie störten sich auch nicht an meiner ursprünglichen Herkunft aus dem großen Nachbarkanton. Wir „konnten" es ganz einfach zusammen; das heißt, wir versuchten gemeinsam, so zu arbeiten, dass die Situation für alle Schüler und Lehrpersonen erträglich war.

Erschwerend war die Tatsache, dass im Kanton Bern das Behindertenschulwesen der Gesundheits- und Fürsorgedirektion untersteht. Für das Integrationsprojekt war ich also beim Regionalen Behindertenzentrum (RBZ) Interlaken angestellt und nicht bei der Schulbehörde. Das bewirkte immer wieder einen gewissen schwerfälligen Zuständigkeitsparcours.

Da war noch eine Klausel, die es in sich hatte: es stellte sich jeweils die Frage, ob die Klassenlehrkraft im neuen Schuljahr bereit war, am Projekt weiterzuarbeiten. Falls nicht, hätte dies das Ende von Dominics Besuch der Regelschule bedeutet. Für mich persönlich hieß das, dass ich mehrmals für den Beginn des neuen Schuljahres noch keinen Arbeitsvertrag hatte. Um diese Zitterpartie durchzustehen half nur, einfach mit Gottvertrauen weiterzumachen. – Zweimal fand sich eine wunderbare Lösung: Bis zur vierten Klasse durften wir bei den oben erwähnten Lehrerinnen der ersten/zweiten Klasse bleiben. Beim Wohnortwechsel der Eltern machten wir den sehr lohnenden Umweg über eine Privatschule, in der im Lernatelier gearbeitet wurde. Die Oberstufe besuchten wir dann in der Regelschule am neuen Ort, in der wir mehrheitlich wohlwollend aufgenommen wurden.

Vorgängig ließ mich die Leiterin der Integrationsabteilung des RBZ einen Kurs für Gestütztes Schreiben (Facilitated Communication) besuchen, mit der Absicht, dass ich mich überhaupt mit Dominic verständigen und seine allfällige Meinung der Klasse würde kundtun können. So war ich wohl ausgerüstet.

Nach ein paar eher weniger erfolgreichen Versuchen bei ihm daheim nahmen wir den ersten gemeinsamen Schultag in Angriff.

Wir verfügten über eine von zu Hause mitgebrachte Zeigetafel, die auch den Vorteil hatte, dass man sie leicht für unterwegs mitnehmen konnte:

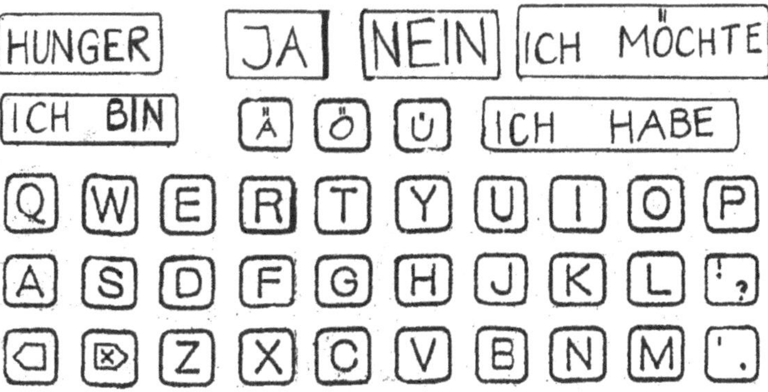

Die nächste Stufe war eine von der IV (Invalidenversicherung) zur Verfügung gestellte Kommunikationshilfe. Bei der konnte man einen schmalen Streifen ausdrucken. Dieser musste dann zugeschnitten und in ein Heft geklebt werden.

Beispiel in der Geschichte „Deep Blue“

Das war sehr umständlich. Hitze und bestimmte Leimsorten ließen außerdem die Schrift verblassen oder gar verschwinden.

Später sollte Dominic ein komfortableres Kommunikationsgerät der IV bekommen. Dagegen wehrte ich mich. Ich wünschte mir für die Arbeit in der Schule ein Laptop – wegen der leichteren Manipulation mit Maus und separater Tastatur. Meine Begründung: Dominic sollte möglichst kein Extrazüglein fahren. Es ging ja um seine alltagstaugliche Integration! Jedermann sollte sich künftig ganz einfach mit ihm verständigen können, nicht nur „Fachleute“. Schon damals war ein Computer in beinahe jedem Haushalt zu finden. Die Disketten mit begonnenen Arbeiten (heute Sticks) konnten ohne Aufwand von einem zum anderen Gerät transportiert werden. So benötigte Dominic als besonderes Hilfsmaterial nur einen gewöhnlichen Haushaltsgegenstand. Mit seinem Laptop, das später in der Privatschule und auf der Oberstufe Zugang zum Internet hatte, besaß Dominic einen wahren Rolls-Royce der Kommunikation und des Wissenserwerbs ohne die für ihn allein nicht zu bewerkstelligende Suche in Büchern … und natürlich auch die Möglichkeit, blitzschnell allerlei Schabernack zu treiben.

Erster gemeinsamer Schultag

Aus langjähriger Erfahrung – auch mit der „Crème de la Crème" von sogenannten schwierigen Schülern – brachte ich die Überzeugung mit, dass man als Lehrer, will man erfolgreich arbeiten, trotz oder gerade wegen allem Verständnis für ihre Schwierigkeiten konsequent sein muss. Das reichte bei Dominic nicht aus. Mit ihm musste ich geradezu „blödsinnig" konsequent umgehen; andernfalls entwischte er mir sofort wie ein Mäuschen ins nächste Loch. Und das fand er bestimmt in Windeseile!

An Details dieses ersten Tages erinnere ich mich nicht. Wohl aber an unseren ersten großen öffentlichen Auftritt beim Heimgehen: Der Weg vom Schulhaus bis zum Wohnhaus der Familie führte über ein Weglein hangaufwärts und über einen öffentlichen größeren Parkplatz. Darauf gefasst, dass Dominic versuchen würde, die Situation zum Weglaufen zu nutzen, gab ich ihm locker die Hand, was ihm Sicherheit gab. Das war er offensichtlich gewohnt. Auf halber Höhe des Hangs begann er plötzlich laut zu schreien und sauste davon in Richtung Fahrspur des Parkplatzes, auf dem einige Leute gingen und Autos ein- und ausparkten. Welche Gefahr! Halt! Stopp! Mir blieb nichts anderes übrig, als hinterherzulaufen, den Buben schnell zu packen und festzuhalten. Wie ein Fisch entglitt mir Dominic. Zappelnd warf er sich zu Boden, brüllte geradezu tierisch und versuchte, gleich wieder davonzuflitzen. Mir war bewusst, dass ich in Zukunft nie mit ihm klarkommen würde, wenn es mir jetzt nicht gelang, ihn nach Hause zu begleiten. Also fasste ich ihn mit beiden Händen oberhalb der Handgelenke, damit er weder sich noch mich verletzen und auch unter kein Auto geraten konnte. Zuerst schleppte ich ihn regelrecht ab, bis er plötzlich wieder völlig manierlich den Rest des Weges neben mir her ging.

Der Zuhörer und Zuschauer waren viele. Dem Leser erspare ich die Wiedergabe deren mitleidiger (pro Dominic) bis gehässiger (contra mich) Kommentare, die mich zum Schwitzen brachten.

Ausblick

Anfang 2017 war ich zur Vernissage von Dominics erstem Buch „Buntes lohnendes Leben“ eingeladen. Beim offiziellen Teil saßen die Anwesenden überschaubar und still auf ihren Stühlen. Es sprach jeweils nur *eine* stehende Person oder es wurde musiziert. In dieser ruhigen Atmosphäre voller Freude und allgemeinem Wohlwollen gelang es dem Verfasser gut, seine selbst geschriebene Rede, die an die Wand projiziert wurde, verständlich vorzulesen. Nachher beim Apero gingen die Leute hin und her; viele Gespräche wurden gleichzeitig geführt; zusammengenommen ein rechtes Durcheinander mit hohem Geräuschpegel. In einer Ecke saß Dominic und futterte, betreut von einer seiner Schwestern, fröhlich und erstaunlich entspannt seine Lieblingschips. In einer anderen Ecke waren seine Bücher zum Verkauf ausgestellt. Ich ging auf ihn zu und fragte ihn, ohne ihn im Geringsten zu berühren, ob er mit mir kommen möge. Ich wolle ein Buch von ihm kaufen. Lächelnd stand er auf und steuerte an all den ihm im Weg stehenden Personen vorbei hinter mir her auf den Büchertisch zu. Leider sprach ihn unterwegs jemand mit einem ganz anderen Anliegen an, was ihn aus dem Konzept brachte.

Zwischen dem ersten Schultag und dieser Vernissage liegen wahrhaftig Welten!

„Ich kann mich so nicht artgerecht verhalten"

An dieses Zitat von Dominic erinnere ich mich vor allem aus der Zeit der Unterstufe sehr gut. Mit Verhaltensauffälligkeiten hatten wir täglich zu kämpfen. Dazu gehörten außer dem schon beim Kennenlernen erlebten Summen Nasebohren, bis der rote Saft floss und auch dann noch weiter, plötzliches spitzes Schreien, vom Platz aufspringen und mit Lauten des Entzückens herumhüpfen, sich schreiend zu Boden werfen, die Hände in die Hosen (nicht die Taschen) verschwinden lassen. Am wohlsten fühlte sich der Bub offenbar ohne Kleider. Da war der Weg zur gelegentlichen „Unten-ohne-Nummer", mit Vorliebe publikumswirksam vorn vor der Tafel vorgeführt, nicht weit.

Wir brauchten einen Ort, wo ich mit ihm eine Weile allein sein konnte, wenn uns die Lehrkraft wegen massiven Störungen des Unterrichts – wie miteinander vereinbart – hinausgeworfen hatte. Er selbst merkte oft gar nicht, dass er laut war. Draußen wurde er meistens schnell ruhig und schrieb, er wolle wieder in die Klasse gehen und ganz bestimmt dort still sein, was ihm dann meistens auch gelang.

Stets war ich auf der Suche nach Möglichkeiten, Dominics konzentrierte Aufmerksamkeit weg von diesen Handlungen, die ich vorher Mauselöcher nannte, hin zum Unterrichtsgeschehen zu lenken.

Es gab Material aus Halbkarton oder einfach Papier. Das wurde beim Gebrauch bald unansehnlich. Ich meinte, es benutzerfreundlicher gestalten zu können. Also laminierte ich es. Das Glänzen der Oberfläche riss meinen Schützling zu lauten Begeisterungsausbrüchen hin. Diese vermeintliche Hilfestellung ging also total daneben. Erst später fand ich heraus, dass es auch die gut geeignete matte Laminierfolie gibt.

Im Handarbeitsunterricht lernte er Fingerhäkeln und die Herstellung einer Luftmaschenkette. Das war eine wunderbare Ersatzhandlung, die ihm auch noch Freude bereitete. Ich dachte, das sei sehr praktisch, denn es war eine sinnvolle Beschäftigung beider Hände. Das Garnknäuel ließ sich unter dem Pultdeckel unterbringen. Derweil konnte der Kopf gut dem Unterricht folgen. Leider ließ sich die zu der Zeit maßgebende Lehrkraft nicht für diese Idee begeistern, weil andere Schüler so etwas auch nicht durften.

Eines Tages hatte Dominic eine Hose an mit beidseits Flicken oberhalb des Knies. Flugs erklärte ich die Hände zu Autos und ließ sie auf den Plätzen einparken. Das funktionierte sofort. Aber er hatte natürlich selten geflickte Hosen an.

Wir hatten Besuch von der Presse. Die Dame kam

mit dem Auftrag, einen Artikel über das Integrationsprojekt mit Dominic zu schreiben. Schon als sie zur Tür hereingekommen war, spürte er – wie er später schrieb – ihre Ablehnung; er brauche wohlwollende Menschen um sich – „Ich kann mich so nicht artgerecht verhalten“. Dementsprechend musste ich alle Register ziehen, um den Jungen wenigstens einigermaßen am Platz zu behalten. In der folgenden großen Pause sollte ich noch einige Auskünfte geben. Derweil sauste die Hauptperson schreiend durchs Klassenzimmer, wie ein wild gewordenes Eichhörnchen auch über Bänke. Als er eine enge Kurve um ein Pult drehen wollte, blieb er mit den Kleidern hängen und schlug mit dem Kopf auf dem Pultdeckel auf. Der sowieso schon locker sitzende Milchzahn fiel heraus und Dominics Hände beschäftigten sich natürlich mit dem blutenden Loch im Zahnfleisch und der aufgesprungenen Lippe. Der Artikel erschien nie.

Gewaltig forderte er Gottes Bewahrung und meine Nerven heraus, als ich in der großen Pause Hofaufsicht für die gesamte Schülerschar hatte, er im Klassenzimmer hatte bleiben wollen oder müssen – und ich ihn plötzlich auf der Fensterbank im ersten Stock mit traumwandlerischer Sicherheit leichtfüßig spazieren sah. Das Fenster war offen.

Deep Blue

Als außerplanmäßiges NMM-Projekt wählten wir drei Lehrkräfte für die ganze Klasse, zu der auch der Drittklässler Dominic gehörte, das Leben in der Tiefsee. Darüber waren damals gerade spektakuläre neue Forschungsergebnisse veröffentlicht worden. Auch ein Kinofilm war darüber gedreht worden, den wir uns zum Abschluss des Themas alle miteinander ansehen wollten.

Was von dem in der Schule nur verbal und mit einigen Fotos vermittelten brandneuen Wissen wirklich bei Dominic ankam, interessierte mich natürlich heiß. Dafür gab es einen Grund: Die Methode der Gestützten Kommunikation hatte weitherum den schlechten Ruf, der Schreiber könne durch den Körperkontakt und die Nähe irgendwie das Wissen des Stützenden „anzapfen“. Also stellte ich Dominic folgende Hausaufgabe: Bitte erkläre, was ein „black smoker“ ist. Schreib alles auf, was du darüber weißt! Das konnte Dominics Mutter, die ihn dabei stützte, sehr wahrscheinlich noch gar nicht wissen.

Folgendes schrieb Dominic zu Hause:

Ein Black Smoker ist richtiger
weise ein Fisch. Er lebt im Meer.
Richtigerweise ist er lebendes
Säugetier. Lebt mehrheitlich in
ländlichen Meeren. ■Lebt in
Meeren ,d■ie keine ■■lebendig■en
Lebewesen habeb. Sie sind gute
Jäger a■uf lebendige Tiere.

Mir war nicht klar, ob er diesen Text mit der Absicht geschrieben hatte – wie er das mehrmals nannte –, „Es war schön, Frau Schmocker in die Irre zu schicken“, oder ob er einfach nichts zu diesem Thema wusste und es ja seiner Mutter nicht abspüren konnte.

Also schrieb ich ihm auf, er habe entweder in der Schule nicht aufgepasst oder der mündliche Klassenunterricht sei für ihn weniger geeignet, er brauche wohl zusätzlich Lesestoff und Bilder. Nach langem Verweigern schrieb er, gestützt von seiner geduldigen Mutter, folgenden Text:

ES IST 400 GRAD HEISSES WASSER, DAS
VOM MEERESGRUND AUFSTEIGT, VON
EINEM VULKAN. DER GRUND IST
SCHLAMMIG UND TAUSENDE von TIEREn
WOHNEN DARIN. DAS WASSER IST MIT
MINERALIEN UND SCHWEFELWASSERSTOFF
ANGEREICHERT, DER DRUCK VERHINDERT,
DASS DAS WASSER ~~NICHT~~ VERDAMPFT.
DIE TIERE ERNäHREN SICH VON
ORGANISCHEN PARTIKELN, AUSSCHEIDUNGEN
VON TIEREN UND RESTEn VON TOTEN
TIEREN.

Das kam der Sache schon bewundernswert wissenschaftlich nahe.

Bilder einer Ausstellung

Diese Geschichte mag sich zugetragen haben, als Dominic Schüler der 4. Klasse war. Er hatte besonders große Freude an Bildern. Die lösten überschießende Bewegungen und Begeisterungslaute aus, da er ja seine Empfindungen anders nicht so schnell ausdrücken konnte, wie sie ihn überfluteten. Gelegentlich, wenn sie ihn persönlich angesprochen hatten, lieferte er dann mit Gestütztem Schreiben wunderschöne Interpretationen dazu.

Meiner Meinung nach gehörte zum Integrationsprojekt auch das Einüben von Situationen außerhalb des Klassenzimmers. In einem der Schule nahegelegenen großen Saal fand eine Ausstellung von Massivholzbildern statt, vor allem Landschaften und Tiere im Berner Oberland. Die hatte ich mir angesehen und war der Überzeugung, dass sie auch ihm bestimmt Freude bereiten würde. An einem Nachmittag besuchten wir sie außerhalb der Unterrichtszeit; nur wir beide. Auch andere Besucher waren anwesend. Im großen Saal, unterteilt durch Stellwände, herrschte eine ruhige Atmosphäre. So empfand *ich* die Situation.

Dominic ging zunächst sehr interessiert neben mir her. Dann trippelte er plötzlich erregt auf den Zehen, umfasste sein Gesicht mit den Händen, so wie es mir schon Jahre vorher beim Kennenlernen aufgefallen war, und summte laut, offenbar um sich gegen alle auf ihn einstürmenden Reize abzugrenzen. Dann sauste er davon, zurück zum Eingang, aber nicht aus dem Saal. Fort wollte er also nicht. Mit großen, erschrockenen Augen sah er mich an. Irgendetwas irritierte ihn, aber was? Um mit der Zeigetafel kommunizieren zu können, war Dominic zu aufgeregt und verkrampft.

Wir starteten erneut. Willig ging er neben mir her. Bald musste er wieder stehenbleiben und sich die Ohren zuhalten. Neue Besucher kamen herein. Jetzt nahm auch ich unangenehme Geräusche wahr: das Quietschen von Gummisohlen auf dem spiegelglatt gepflegten Parkettboden. Dieses hatte ich natürlich vorher unbewusst ausgeblendet. Die Lösung *dieses* Problems von Dominic war denkbar einfach: wir gingen zurück zum Eingang und zogen beide die Schuhe aus. In Strümpfen konnten wir die Ausstellung quietschfrei in vollen Zügen genießen, indem wir uns möglichst fern von anderen Besuchern hielten. Das Kopfschütteln einiger Leute über uns zwei komische Vögel erheiterte uns mehr als dass es uns gestört hätte.

Am besten gefiel Dominic das Bild eines Steinadlers. Zu dem gingen wir immer wieder hin. Später schrieb er daheim, gestützt von seiner Mutter, in etwa, auch er möchte so fliegen können und frei sein.

Busfahren

Der Weg zur Privatschule bot die Gelegenheit zum Trainieren des selbstständigen Busfahrens, 20 Minuten lang. Zur Sicherheit fuhr ich in Absprache mit dem mir bekannten Chauffeur zunächst mit dem PKW hinterher und holte den Buben an der Haltestelle ab. Eines Tages brauchte ich etwas länger für meine eigene Parkplatzsuche und kam deshalb 1 Minute zu spät zur Bushaltestelle. Dominic war selbst ausgestiegen und hatte sich auf den richtigen Weg gemacht – freundlich überwacht von der Kioskfrau gegenüber, die uns kannte, weil Dominic sich deren Auslagen täglich interessiert ansah. Wenn das keine Integration ist!

Von dem Moment an, da er gehört hatte, dass der Fahrplan sich ändert, war er einen ganzen Vormittag lang nicht in der Lage, zu arbeiten. Auch diese Hürde nahmen wir.

Ein Vierteljahr später – Auszug aus einem Schulbericht: „Voller Stolz kommt er alleine mit dem Postauto [...] angefahren. An der Haltestelle holt ihn – unter meiner Aufsicht aus der Ferne – ein geistig behinderter Knabe ab. Den Weg zum Schulhaus läuft Dominic voraus. Er hat es eilig, Schuhe und Jacke zu versorgen und ins Schulzimmer zu gelangen."

Wenn da nur nicht ein gewisser – Dominic plötzlich magisch anziehender – roter Knopf gewesen wäre, mit dem er den Bus an jeder Station zum Anhalten bringen konnte! Welch offenbar lustiges Spiel; allerdings nur für ihn. Der Busfahrer schimpfte heftig mit ihm. Dann klappte es für ein paar Tage. Solange ein Mitschüler mit dem gleichen Bus anreiste, setzte er sich neben ihn und versuchte, Dominic daran zu hindern, den Knopf zu betätigen, was ihm aber wegen dessen wieselhafter Geschwindigkeit selten gelang.

Irgendwann stellten sich allerhand weitere Probleme ein: er stieg mit den Schuhen auf die Sitze, warf sich zu Boden, wurde sehr laut. Alles Zureden der Mitschüler konnte das nicht verhindern. So verhängte der Fahrer für eine Weile ein Busverbot.

Als ich wegen dieses Problems mit ihm redete, schrieb Dominic mir: Wie sonst soll ich pubertieren?

Streiflichter aus der Zeit im Lernatelier

Dominic hat selbstständig sehr gut gearbeitet. (Ich saß nur daneben, um ihn verbal oder nur mit Blicken von seinen Ausflügen in die Systemsteuerung des PCs zurückzuholen.) Nach einer Stunde löschte er alles blitzschnell. Kommentar: „Ich bin unsicher, wenn ich alleine arbeiten soll." (Selbstverständlich hat er alles nochmals selber erarbeiten müssen.)

Er las den Text einer Mitschülerin und schrieb ihr: Der Text ist lustig. Er ist voller Fehler.

Als ein Schüler, den Dominic sympathisch fand, an der Tafel Fehler in der Mathematik schrieb, bemerkte er dies und wurde laut. Ich arbeitete mit dem Schüler an dessen Pult. So lange saß Dominic ganz alleine still am Platz und schaute uns zu. Das hatte es vorher noch nie gegeben!

Der Vater eines Mitschülers ist gestorben. Dominic ist den ganzen Vormittag viel ruhiger als sonst.

Er hatte einen Schnupfen, also Papiertaschentücher zur Verfügung. Als er entdeckte, dass diese aus mehreren hauchdünnen Lagen bestehen, zerfledderte er eines nach dem anderen und ließ die einzelnen Schichten jauchzend im Lernatelier herumfliegen. Ganz nett, aber nicht arbeitsfördernd. Ein Stofftaschentuch schaffte Abhilfe.

Dominic ging am Pult einer Mitschülerin vorbei und löschte schnell ihre noch nicht gespeicherte Arbeit von 40 Minuten. Wie ein Kobold hüpfte er lachend im Lernatelier herum. Nach heftigen Vorwürfen von Mitschülern, Lehrern und zu Hause schrieb er ihr einen Entschuldigungsbrief, in dem er meinte, er könne für sie Schokolade mitbringen. Sie freute sich sehr über den Brief und schrieb ihm folgende versöhnliche Antwort: „Schokolade brauchst du mir nicht zu bringen, aber du darfst."

„Ich bin unglücklich. Ich kann mich heute nicht in den Griff bekommen." (Kommentar daheim auf die Frage seiner Mutter hierzu: „Es war nicht so ernst gemeint.")

Heute versuchte er, alle Register eines Lausbuben zu ziehen: Versteck-„Spiel" im ganzen Haus.

Französischpräsentation: Dominic schreibt von Hand an die Tafel: „Je m'appelle Dominic M". Da er am Rand der Tafel angekommen ist, versucht er hintenherum, also auf Rahmen und Rückseite der Tafel, weiterzuschreiben. „...üller". Allgemeine Erheiterung – und er lacht mit!!

Heute war Dominics Geschrei unerträglich! Falls er dieses Theater morgen wieder veranstaltet, bringe ich ihn nach Hause zurück. Wir haben keine Lust auf seine Wutausbrüche. Nächster Tag: Heute hat er einen Glanztag hingelegt!

Dominics Präsentation am Freitag war laut Urteil des Publikums, bestehend aus allen Lehrern und Mitschülern, also einem ganzen Saal voller Menschen: großartig, sensationell, verständlich, verblüffend gut.

Einsteinausstellung im Historischen Museum Bern

Einstein – das war genau das richtige Thema für Dominic. In dieser genial gestalteten Ausstellung hatte er wohl gar keine Zeit für anderes. Das zeigen die Einträge ins Heft für daheim:

Dominic steht zweimal vor der gleichen Vitrine und lacht so richtig glücklich. Darin ist zu lesen, dass Einstein keine Socken anziehen wollte, weil er Schweißfüße hatte und lieber barfuß ging als in Schuhen.

Im Treppenhaus fasziniert ihn eine Unzahl von Spiegeln, wechselnden Bildern und Reflexen (Offensichtlich ist er im „Autistenparadies"!)

Bei Einsteins Bett hört er sich alles aufmerksam an über dessen Leben mit seiner ersten Frau.

Alle Erklärungen zu Relativität und Lichtgeschwindigkeit sieht er sich mehrmals an.

Zu diesem Thema verfasste er eine ansprechende, umfangreiche Arbeit.

Damit er Bewegung und Geschwindigkeit körperlich spüren konnte, gingen wir im Kaufhaus Rolltreppe und im Hochhaus Lift fahren. Sein Strahlen und seine überschäumende laute Freude dabei bleiben mir unvergesslich.

Oberstufe

NMM: Dominic hat ausgezeichnet an seinem Einsteintext gearbeitet, während die anderen Schüler im gleichen Raum mehrspurigen Unterricht hatten – eine super Konzentrationsleistung!

Dies schrieb er im Französischunterricht, als jeder Schüler einen Satz aus vorgegebenen Bausteinen sinnvoll zusammensetzen sollte:

„A l'école, j'ai envie de faire le clown."[10]

Als er ihn vorlas, genoss er das Gelächter.

Englisch, begleitet: Dominic ist perfekt ruhig und kooperativ. Dafür darf er die nächste Lektion in diesem Fach ohne mich besuchen. Er folgt dem Unterricht völlig still und erreicht so das gesetzte Ziel! Die Lehrerin ist jetzt noch mehr „Fan" von Dominic.

---

10 „In der Schule spiele ich gern den Clown."

Hauswirtschaft

Eine Lektion: Aus irgendeinem für mich unersichtlichen Grund haben heute alle meine Versuche, die in einer Küche unbrauchbaren Stereotypien zu unterbrechen, keinen Erfolg. In der Besenkammer sage ich ihm alleine klar, wie sehr er damit stört. Er stimmt zu, dass wir zu den anderen, die unterdessen im Theorieraum Platz genommen haben, zurückgehen können. Dort wirft er sich zu Boden und schreit, so laut er kann. Einer der Jungen lacht. Das wirkt; ganz schnell setzt sich Dominic auf einen Stuhl und verhält sich so ruhig wie alle anderen auch.

... und eine andere: Während die übrigen Schüler kochen, deckt Dominic selbstständig den Tisch (ich bin nur in der Nähe, kommentiere aber nichts); Teller, Gläser, Besteck, Papierservietten, alle in der richtigen Anzahl und Anordnung, als Dekoration in der Mitte orangefarbene und rote Tücher, Steinmännchen (je 3 Steine aufeinander). Während des Essens bleibt er bei Tisch.

Zusammenfassung

Zu Beginn meiner Arbeit mit Dominic hatte ich mündlich versprochen, dass ich, wenn das Integrationsprojekt durchgezogen und ich gesund bleiben würde, bis zum Ende der 9. Klasse zur Mitarbeit bereit sei, obwohl ich mich früher hätte pensionieren lassen können. Ein klares Ende unserer schulischen Zweisamkeit war also von Anfang an gegeben gewesen. Daran hielt ich umso mehr fest, als Dominic sich, je selbstständiger er wurde, desto mehr an mich klammerte: *Ich bin sehr auf dich angewiesen. Der Wunsch von mir. Es soll so bleiben.* Sichtlich und hörbar betrachtete er mich als sein persönliches Eigentum, sein ganz eigenes Personal. Eifersüchtig wachte er darüber, dass ich möglichst nicht mit anderen Schülern arbeitete. Wichtiges gab ich Dominic immer schwarz auf weiß, weil er das ernster nahm als die flüchtige Sprache, die er abwehren konnte, indem er sich einfach die Ohren zuhielt. Also entstand im 7. Schuljahr anlässlich eines Rauswurfs aus der Klasse folgender Dialog (Auszug): Ich möchte nicht, dass du von mir abhängig wirst, andere können dich genauso gut stützen. Jetzt ist es Zeit, dass du selbstständig wirst. Du kannst das. Davon bin ich überzeugt. – *Ich habe keine Lust, mich anzupassen. Ich denke an meine Zukunft.* – Wie siehst du deine Zukunft? – *Ich möchte ein Buch schreiben.* – Was für ein Buch? – *Ein Buch über mich.* – Wozu schreibt man eigentlich Bücher? – *Zum Lesen.* – Hast du noch eine andere Absicht beim Schreiben? – *Ich will Geld verdienen.* – Meinst du, dass jemand ein Buch von dir kaufen will, wenn du am Boden liegst ohne Kleider, wie vorhin? – *Das ist nicht mein Problem.* – Das wird aber zu deinem Problem, weil die anderen Menschen solches Verhalten nicht akzeptieren. Niemand kann dich dann ernst nehmen. – *Solche Menschen nehme ich nicht ernst. …*

An den Schluss meiner Ausführungen möchte ich Auszüge aus dem Schulbericht der 9. Klasse stellen. Daraus ist ersichtlich, wie sinnvoll das ganze Projekt nicht nur für Dominic, sondern auch für seine Mitschüler, die Lehrerschaft und das ganze Umfeld war. Wir alle waren auf der Gewinnerseite.

Selbstkompetenz: In der Schule […] schreit Dominic nur noch so selten, dass er das grün-rote Punktesystem vom letzten Schuljahr nicht mehr benötigt. Auch einen Raum zum Alleinsein suchen wir nicht mehr auf. Die Eintragungen […] im Elternheft sind mehrheitlich positiv. Wenn ihm etwas misslungen ist, wenn er in laute Erregung geraten ist, […] verlässt er das Klassenzimmer. Im Flur kann er sich auf der Kleiderbank schnell beruhigen. Auf Zureden und Fragen oder mit Gestütztem Schreiben beschließt er dann schnell, wieder ruhig im Klassenzimmer arbeiten zu wollen, was ihm auch meistens gelingt. Dominic ist es nicht gleichgültig, gestört zu haben. Manchmal schreibt er einen Entschuldigungsbrief, in dem er sein eigenes Fehlverhalten gut zu analysieren versteht. Er kann Emotionen zeigen und seinen Willen beteuern, es richtig zu machen: „Ich will immer ein Wunschkind sein".

Oft arbeitet er mit meiner Unterstützung, ohne sich davon ablenken zu lassen, was sonst noch an Unterricht ablaufen muss, weil 4 Klassenstufen beieinander sind. [...] Zusammen mit seinen Kameraden der 7. bis 9. Klasse besucht Dominic den Hauswirtschaftsunterricht. [...] Mit dem Zug zu reisen, bedeutet ihm grosse Freude. Wegen seines unberechenbaren Verhaltens ist es jedoch nicht verantwortbar, ihn ohne Begleitperson mit den anderen Schülern mitzuschicken: zwar kann er nach Aufforderung seine Fahrkarte aus dem Rucksack nehmen, sie am Automaten entwerten und wieder einstecken. Aber er ist sich [...] noch keiner Gefahr bewusst, wenn er, im Moment, da ein Zug ein- oder vorbeifährt, plötzlich einen Satz in Richtung Geleise macht. Den Weg vom Bahnhof zur Kochschule kennt er genau. Er geht gern voraus, bald gemächlich, bald zügig, auch über die Strasse, ohne den Verkehr zu beachten bis zur faszinierenden Videothek. Vor deren Glastür muss er einige Zeit stehen bleiben, um seinen Blick über die Regale schweifen zu lassen. Die gewohnte, Struktur gebende Sitzgelegenheit gibt es in der Schulküche nicht. Diese Freiheit nutzt Dominic zum hartnäckigen Wegrennen vom Arbeitsplatz in den Theorieraum. Gegen ungewohnte Tätigkeiten wie z. B. das Abwaschen wehrt er sich mit penetrantem Geschrei, bis Mitschüler, Lehrerin und Heilpädagogin ihn mit absoluter Konsequenz haben erfahren lassen, dass er diese Arbeit eigentlich durchführen kann. Danach benötigt er nur noch häufige Aufmunterung und Kontrollblicke, um sie alleine durchzuführen und ist nachher mit sich und seiner Leistung zufrieden.

Dominic kann nicht nur in seiner vertrauten Schulumgebung situationsgerecht reagieren. Auch wenn er vorher weiss, dass „es für ihn darauf ankommt" [...] weiss er sich situationsgerecht zu verhalten. ...

Sozialkompetenz: Dominics sozialer Status in der Klasse ist gleich wie der anderer Schüler auch: Es gibt gute Kollegen und solche, die eher auf Distanz zu ihm gehen und umgekehrt. Er wird so akzeptiert wie er ist. „Der Besondere" ist er nicht mehr.

Am Ergehen der Klassenkameraden ist Dominic sehr interessiert. Ihren Pausengesprächen hört er gespannt zu, auch wenn er sich nicht daran beteiligen kann, da er nicht in der Lage ist, schnell genug zu reagieren. Ob eine Situation lustig oder bedrohlich ist, kann er nicht immer sofort erfassen. Ab und zu lässt er sich hinterher für seine treffenden Kommentare stützen.

Ein gutes soziales Übungsfeld bietet der Hauswirtschaftsunterricht. Die Kollegen seiner Kochgruppe überlegen, welche Aufgaben sie ihm übertragen können. Sie wissen ihn geschickt einzubeziehen. Zwischendurch setzt er sich mit lausbübischem Lachen auf einen Arbeitstisch und wartet, bis er es geniessen kann, dass ihn jemand zurückholt. [...] Wenn Klassenlehrer und Heilpädagogin im Zeichenunterricht die Rollen tauschen, bleibt Dominic zwar am Platz, kann sich aber kaum auf die ihm weniger vertraute Hilfe einlassen. Er selbst meint dazu: „Ich werde versuchen, mit [...] zu malen. Er muss es aber wollen und nicht aufgeben. Aber nicht gestresst sein, wenn es nicht gerade klappt."

Dominic kann es jetzt besser zulassen, dass ich nicht immer nur mit ihm, sondern auch mit anderen Schülern arbeite. Im 3-spurigen Französischunterricht gefällt es ihm, wenn ich zwischendurch mündlich mit den beiden 9.-Klässlern alleine auf dem Flur [...] schaffe. Dort fällt ihm die Konzentration leichter.

Besonders gute Beiträge zum Unterricht bringt Dominic, wenn ein Klassengespräch geführt wird (was wir deshalb öfters einplanen). Allerdings benötigt er dazu noch immer die Gestützte Kommunikation.

Sachkompetenz: Dominic ist in seinem Handeln viel selbständiger geworden.

In seinem Schulsack trägt er jeweils ein Täfelchen bei sich, auf welchem steht, wie er den Heimweg zurücklegt. Zunächst las er es mir jeweils vor. Jetzt sagt er ohne nachzusehen gut verständlich z.B. „Heute gehe ich alleine nach Hause." Oder „Heute holt mich meine Mami mit dem Auto ab. Ich warte auf dem Parkplatz vor der Schule." Was er gesagt hat, tut er dann auch, sofern alles seinen gewohnten Gang geht. Unvorhergesehenes bringt ihn aus dem Konzept. [...] Die schulischen Leistungen sind objektiv betrachtet zurückgegangen. Das kommt daher, dass Dominic riesige Fortschritte gemacht hat auf seinem Weg zum ungestützten Arbeiten. Bevor er mit Schaffen beginnen kann, hat er mit Startschwierigkeiten zu kämpfen. Er braucht viel Ermunterung. Hinzu kommt, dass er sich unsicher fühlt, wenn er auf die gewohnte Stütze verzichten soll. So ist seine Arbeit sehr zeitaufwendig.

Wenn er einen Diktattext geübt hat, kann er ihn gut alleine tippen.

Auch von Hand kann Dominic selber schreiben, wenn es um kurze Texte geht. [...] Allerdings schreibt er druckschwach. Fehler im eigenen handschriftlichen Text findet er kaum. Die Arbeit am PC fällt ihm wesentlich leichter. Dafür ist er voll motiviert: „Ich möchte weiterhin lernen, selber zu schreiben."

In der Mathematik stösst er an die Grenzen seiner Vorstellung. […] So ist es ihm nicht möglich, mit dem Klassentempo mitzuhalten. Wir lösen also nur wenige ausgewählte Aufgaben. Immer wieder spielt ihm seine autistische Wahrnehmungsstörung einen Streich: er kann dann beispielsweise die digitale Ziffer 8 auf dem Display des Taschenrechners nicht mehr als solche erkennen, sondern schreibt sie ab als Kombination rechtwinklig angeordneter Linien mit Lücken. Das irritiert ihn. Weiterarbeiten kann er erst, wenn das Zahlwort ausgesprochen wurde und er geführt die Zahl in die Luft und dann auf Papier geschrieben hat.

Dominics absolutes Starfach ist das Bildhafte Gestalten. Mit wasservermalbaren Farbstiften oder Wachskreiden sowie mit Acrylfarben gelingen ihm besondere leuchtende Farbkombinationen. Ohne gezielte heilpädagogische Hilfestellungen kann er ein der Klasse gestelltes Thema allerdings noch nicht in Angriff nehmen.

Auch andere praktische Arbeiten gelingen Dominic immer besser. Unter verbaler Anleitung kann er die Batterien von PC-Tastatur und Maus wechseln. Es gelingt ihm auch, die Abdeckungen so lange zu drehen, bis sie richtig platziert sind und das, ohne sich zu erregen.

Margarete Schmocker-Fleischmann

Lisa Hächler, ehemalige Schulleiterin

Dominic lernte ich kennen, als er mit vier Jahren in den Kindergarten der Heilpädagogischen Schule (HPS) Interlaken eintrat. Ich war damals Schulleiterin und unterrichtete in einem Teilpensum unsere Kindergärtler. Dominic konnte zu diesem Zeitpunkt bereits lesen und schreiben und besaß einen Cannon-Communicator mit der Möglichkeit, sein Geschriebenes auszudrucken. Er schrieb mittels Gestützter Kommunikation (fc) mit seiner Mutter.

Einige Monate vor Dominics Eintritt bekamen ich und das Kollegium anlässlich einer Fortbildung über unterstützte Kommunikation eine kurze Einführung in fc. Was wir da hörten und sahen, schien uns nicht sehr glaubwürdig. Wie viele andere, die zum ersten Mal von dieser Methode hören, konnten wir uns nicht vorstellen, dass das Geschriebene wirklich vom gestützten autistisch behinderten Kind stammte.

Dominics Mutter führte uns in die Methode ein, und Dominic ließ sich zu unserem Erstaunen von uns stützen. Er beantwortete jedoch nur alltägliche Fragen nach Wochentag, Wetter, Jahreszeit, Namen seiner Schulkameraden etc. Sobald wir ihn etwas

Persönliches fragten, verweigerte er die Mitarbeit oder schrieb einfach irgendwelche bedeutungslose Buchstabenfolgen. Wollten wir etwas Bestimmtes von ihm wissen, schrieben wir die Frage ins Kontaktheft (diente zum Austausch von Infos zwischen Schule und Elternhaus). Mit Hilfe seiner Mutter schrieb er uns dann jeweils eine Antwort. Was uns dabei erstaunte, war die Tatsache, dass Dominics Texte in einem fehlerfreien guten Deutsch geschrieben waren; manchmal sogar mit recht altklugen Worten und komplexen Redewendungen.

Noch immer konnten wir nicht recht glauben, dass es Dominic war, der da schrieb. Wir begannen, gezielt Fragen zu stellen, deren Antwort seine Mutter bestimmt nicht wissen konnte. Beispielsweise wollten wir wissen, wie die Untersuchung beim Schularzt gewesen war.

Wir bekamen eine absolut richtige Antwort!

Einige Wochen später gelang es mir, Dominic dazu zu bringen, mir eine persönliche Antwort zu schreiben: Er verweigerte nach dem Mittagessen das Abräumen seines Tellers, deshalb stellte ich ihn vor die Wahl: entweder Teller abräumen oder mir etwas über seine Gründe dieser Verweigerung zu schreiben. Zu meinem Glück hatte ich „den längeren Atem“ als Dominic. Nach einer guten halben Stunde gab er auf und schrieb: „grusig“.

Das war der Start unseres gemeinsamen Schreibens.

Ab dem 1. Schuljahr besuchte Dominic die Regelschule in Begleitung einer schulischen Heilpädagogin. Da ich auch für unsere integrativ geschulten Schülerinnen und Schüler zuständig war und zudem Fortbildungen zum Thema „Arbeiten mit Menschen mit Autismus“ sowie den fc-Grundkurs besucht hatte, durfte ich Dominic in der Folge durch seine neun obligatorischen Schuljahre als Coach für seine Heilpädagogin und seine Lehrerpersonen begleiten. In dieser Zeit schrieben Dominic und ich nur anlässlich meiner Schulbesuche kurz zusammen, dabei beantwortete er mir stets auch Fragen zu seiner Befindlichkeit.

Da Dominic keine Lehre machen konnte, durfte er nach der Schule noch ein 10. Schuljahr an der Regelschule absolvieren und ein weiteres Jahr in einem privaten Institut auf dem Beatenberg. Im Jahr vor seiner Volljährigkeit besuchte er nochmals die HPS[11] in Interlaken. Während dieser Zeit absolvierte er verschiedene Praktika in Institutionen für Behinderte sowie in einem öffentlichen Gärtnereibetrieb. Begleitet wurde er dabei von einer unserer Schulbegleiterinnen.

---

[11] Heilpädagogische Schule

An zwei Nachmittagen pro Woche arbeitete ich mit Dominic im schulischen Bereich. Wir besprachen dabei sein Verhalten und seine Leistungen in den Praktika (wohin ich ihn ab und zu auch begleitete) und erledigten gemeinsam die Korrespondenz mit seinen Bezugspersonen an den Praktikumsorten. Während dieser Zeit äußerte Dominic den Wunsch, von mir gestützt ein Buch zu schreiben. Ich war einverstanden und gespannt auf das, was kommen würde. Ab diesem Zeitpunkt schrieb Dominic während jeder unserer Begegnungen. Manchmal brauchte er für ganz wenige Sätze den ganzen Nachmittag, manchmal schrieb er zügig ein ganzes Kapitel.

Ich kann mit bester Gewissheit versichern, dass der gesamte Text sowie der Stil des Textes einzig von Dominic geschrieben wurde. Das Lektorat hat die Verständlichkeit des Textes sowie die Interpunktion etwas angepasst.[12]

Damit Dominic sich aufs Schreiben konzentrieren konnte, war es unabdinglich, dass ich ruhig und entspannt blieb und mit meiner Konzentration ganz bei ihm war. Dabei kam es ab und zu vor, dass ich ungewollt in Gedanken das für mich logische

---

[12] Bezieht sich auf das Buch „Buntes lohnendes Leben“, zu erwerben über den Autor.

nächste Wort schrieb und Dominic dieses prompt übernahm. Er reagierte danach aber jeweils sofort, löschte das Wort und schrieb sein eigenes hin. Wenn Dominic bereit war zum Schreiben, gab er mir das zu verstehen, indem er meine Hand erfasste. Danach war es wichtig, dass ich deutlich auf seine Impulse achtete und er das Schreibkommando vorgab.

Ich bin mittlerweile überzeugt, dass Dominic auch ungestützt (nur mit meiner psychischen Unterstützung) schreiben könnte, er hat jedoch noch zu wenig Vertrauen in sich selbst.

Es war äußerst spannend zu erleben, wie seine Texte entstanden und ich mit ihm darüber diskutieren durfte. Ich hoffe, dass auch die Leserinnen und Leser Vergnügen und Inspiration an den Texten von Dominic finden.

Lisa Hächler,
Schulische Heilpädagogik,
Ausbildung fc-Stützerin

Ein Brief von meiner Mami

Lieber Dominic,
du hast dir gewünscht, dass ich auch mitschreibe an deinem Buch. Ich mache das sehr gerne. Dies gibt mir Gelegenheit, all die Jahre mit dir nochmals in Erinnerung zu holen. Dein Autismus veränderte vieles in unserer Familie. Nichts war mehr wie vorher. Glück, Fröhlichkeit, Traurigkeit, Stress, Überforderung und noch viel mehr wechselten sich ab wie das Wetter. Immer wieder waren wir auf der Suche nach neuen Erkenntnissen, wie wir dir eventuell noch helfen könnten. Wir suchten dabei auch nach alternativen Methoden. Alle in der Familie packten die Chance, dass du auch uns verändert und in unserer Entwicklung weitergebracht hat. Damals, im Urlaub auf Zypern, du warst etwa drei Jahre alt, hat mich eine Frau angesprochen, ob du Autist wärst. Auf mein Ja sagte sie mir, dass du ein Geschenk bist. Ich würde das zu gegebener Zeit dann schon merken. Meine Gedanken darüber waren: „Ja, und Weihnachten ist das ganze Jahr!". Viel konnte ich damals mit dieser Bemerkung nicht anfangen.

Besser wurde es, nachdem ich mich mit dir, anhand der Gestützten Kommunikation, unterhalten konnte. Es war dir wichtig, dass wir wussten, dass du keine geistige Beeinträchtigung hast, und in eine nor-

male Schule gehen möchtest. Wenn wir dich in vielen Situationen nicht verstanden, konnte ich jetzt wenigstens versuchen, mit dir zu schreiben, auch wenn es nicht immer funktionierte. Ich weiß noch, wie du dich an der Ecke, an einer auf deiner Kopfhöhe offen stehenden Wandschranktür, die Stirne blau geschlagen hast. Dein Autismus zwang dich dazu, dass diese Tür immer offen sein musste. Weinend hast du mir geschrieben, dass wir kinderunfreundliche Möbel hätten. Und dasselbe bei meiner Freundin zu Hause, als du über die Glasplatte des Salontisches gefallen bist, und dieser entzweibrach. Du warst nicht verletzt, aber meine Freundin war so geschockt über den Gedanken, was dir alles hätte passieren können, dass sie dich ziemlich ausgeschimpft hast. Du hast ihr später einen Brief geschrieben und dich entschuldigt mit den Worten, sie hätte kinderunfreundliche Möbel und du würdest ihr empfehlen, einen Holztisch zu kaufen. Deinen Rat hat sie ernst genommen und einen anderen Tisch angeschafft.

Du mochtest deine jüngere Schwester nicht so leiden, solange sie klein war. Sie hätte dir eine zu hohe und piepsige Stimme, hast du geschrieben. Du würdest sie dann lieben, wenn sie älter ist. Oftmals hast du sie einfach durch die Gegend geschubst. Wir mussten immer speziell auf sie achtgeben. Als sie ein kleines Baby war, wolltest du dich manchmal zu ihr in den Stubenwagen legen. Wir waren immer rechtzeitig zur Stelle und konnten dies zum Glück verhindern. Du warst ja schon ziemlich groß und es wäre etwas eng geworden für euch beide in dem Stubenwagen. Du warst einfach eifersüchtig auf dieses kleine Persönchen, was man ja auch unter normales Verhalten hätte einordnen können. Sofort wurde aber meistens nach einer Erklärung für dein Verhalten gesucht. Es durfte ja bei dir auch mal etwas unter „normalem Verhalten" abgebucht werden, wie bei gesunden Kindern. Trotz, Eifersucht oder Gängeleien bedeuten ja bei allen Kindern natürliche Verhaltensweisen.

Du hast sie mir mal mit deinen Worten beschrieben, die ich nie vergessen werde. Deine kleine Schwester lernte mit zwölf Monaten laufen, sprach jedoch noch nicht viel. Kleine Kinder bringen einen auch öfters zum Lachen. Du hast sie so beschrieben: Hurtiger Schritt, niedrige Beredsamkeit, ulkige Dame. Später hast du deine kleine Schwester dann doch noch lieben gelernt.

Das Skifahren hat dir dein Papi mit viel Geduld beigebracht. Zuerst nahm er dich zwischen die Beine, später band er dich an ein Seil. Mit der Zeit fuhrst du dann im Stemmbogen die einfacheren Pisten runter. Mütze und Handschuhe ließest du dir nicht überziehen, trotz aller Kälte. Stöcke brauchst du bis heute keine, die würdest du nur am Boden schleifen lassen. Aber Handschuhe und Helm, das geht jetzt gut. Ich denke, dass du deinen Körper besser wahrnimmst und dadurch auch empfindlicher geworden bist. Aber der Ablauf eines Skitages hat sich bis heute nicht geändert. Zwischen fünf- und achtmal rauf und runter, alles ohne Pause, dann ab ins Restaurant, wenn die Möglichkeit besteht, noch die Talabfahrt und dann nach Hause. Fertig. Ein halber Tag reicht da völlig aus. Ist doch für uns auch schön zu wissen, wie der grobe Ablauf so vor sich geht. Für unerwartete Einlagen sorgst du dann zwischendurch schon.

Als du älter wurdest, wurden dir Ferien zum Gräuel. Das ist bis heute so geblieben. Du bist nicht in gewohnter Umgebung, hast nicht deinen Computer, dein Zimmer, dein Bett. Ferien sind wirklich nicht dein Ding. Ich mag mich noch erinnern an die Ferien in Italien. Die Autofahrt war nie ein Problem. Du wärst tagelang gefahren. Wir mussten dich sogar für den Toilettengang zwingen auszusteigen. In Italien angekommen, war ich gerade fertig mit auspacken. Du bist aufgestanden, hast den Koffer, den ich gerade versorgt hatte, hervorgeholt, deine Plüschtiere und den Kassettenrecorder reingepackt, den Kofferdeckel geschlossen mit den Worten „Gö mer hei“[13], und bist losmarschiert. Diese zwei Wochen in Italien haben wir dennoch überstanden. Wir machten von da weg meistens ohne dich Urlaub. Zwei Wochen im Heim zu wohnen ist für dich auch nicht lustig, aber besser wie Ferien auswärts. Ferien zu Hause liebst du. Aber diese sollten auch nicht zu lange dauern. Es geht dir einfach nichts über einen strukturierten Tagesablauf. Stimmt irgendwie, oder?

Du hast unseren Alltag all die Jahre ziemlich lebhaft gestaltet. Du bist zigmal abgehauen, in fremde Wohnungen rein zur Toilette, in der Badeanstalt über fremde Badetücher gelaufen, hast dich schon damals im Kiosk der Badi[14] selbst bedient, hast dich im Restaurant zu wildfremden Menschen hingesetzt, weil sie deine heißgeliebten Pommes auf dem Teller hatten, und hast gleich mitgegessen. Und das nicht nur einmal. Heute entwendest du fremden Fußgängern blitzschnell ihr Handy, wenn sie schreibend dahergelaufen kommen. Ich habe mittlerweile so viel Übung, mich zu entschuldigen in diesen Situationen, dass ich mir manchmal ein Lachen verkneifen muss über die diversen Gesichtsausdrücke der Betroffenen. Ich könnte mittlerweile viele Drehbücher zur „Versteckten Kamera“ schreiben. Geballte Ladungen an Emotionen in

13 „Gehen wir nach Hause.“

14 Schwimmbad

den Gesichtern der Menschen faszinieren dich. Du kannst sie dadurch besser einordnen und verstehen.

Fremde Wohnungen nimmst du sofort unter die Lupe, indem du sämtliche Zimmertüren öffnest und schnell reinschaust. Vielleicht willst du ja nur wissen, wo die Toilette ist. Oder den Computer ausfindig machen oder ein Handy entdecken ...

Es drehte sich ziemlich viel um dich, und das tut es immer noch. Aber wir lieben dich von Herzen und haben diese Aufgabe schon ziemlich gut gemeistert. Finde ich, oder? (Das könnten deine Worte sein.)

Unfälle und Krankheiten hast du auch schon einige hinter dir. Einmal bist du vom Pferd gefallen und hast dir den Arm und beim Skifahren das Bein gebrochen, wobei du noch einen Abend mit gebrochenem Wadenknochen herumspaziert bist. Wir merkten erst am nächsten Morgen, dass etwas nicht stimmt, weil du nicht mehr auf deinem Bein stehen wolltest. Damals schrieben wir noch nicht miteinander. Mit Krücken laufen ging gar nicht, und so bist du sechs Wochen lang am Boden rumgekrochen und hast dein gegipstes Bein hinter dir hergezogen.

Das schlimmste Ereignis für uns war, als du an einem Silvesterabend bei Freunden von einem Spielzeugstaubsauger die Styroporkügeli geschluckt hast und das von niemandem bemerkt wurde. Du warst eh schon erkältet und hast nach Mitternacht angefangen zu husten bis zum Erbrechen. Das zog sich Stunden dahin, bis du angefangen hast, diese Kügeli rauszuhusten. Wir landeten schlussendlich im Kinderspital Bern, wo man uns Eltern die Entscheidung überließ, ob man jetzt eine Lungenspiegelung machen soll oder besser nicht. Der Anästhesist und der Kinderarzt waren sich uneinig wegen der zusätzlichen Erkältung, an der du littest, und des zusätzlichen Risikos dadurch die Narkose. Wir entschieden uns, es doch zu machen, weil auch die Gefahr bestand, dass sich eine Lungenentzündung hätte entwickeln können, wenn nicht alle Kügeli entfernt sind. Wir begleiteten dich bis vor den Operationssaal, wo man uns draußen stehenließ. Die Wände waren sehr dünn, wir konnten alles mithören. Auch als sie versuchten, dich wieder aus der Narkose zu holen. Sie riefen immer und immer wieder deinen Namen. Dein Papi tigerte wie ein wildes, eingesperrtes Tier den Gang rauf und runter mit den Worten, dass er jetzt dann reingehen würde um zu schauen, was da los sei. Eine Krankenschwester lief an uns vorbei und vertröstete uns mit einem „Das kommt schon gut!". Unsere Angst war groß, die falsche Entscheidung getroffen zu haben und dich gehen lassen zu müssen. Doch irgendwann warst du wieder da. Du lagst völlig matt, mit Sauerstoff versorgt in deinem Bettchen, angeschlossen an die Herzüberwachungsmaschine. Dein Zwerchfell bewegte sich so heftig beim Atmen, man hätte meinen können, du seist einen Marathon gelaufen. Die unregelmäßigen Herztöne machten uns Angst, die Krankenschwester stellte dann den Überwachungston ab. Man gab mir nach einem Tag Aufenthalt die freie Wahl, nach Hause zu gehen. Was ich auch tat. In den folgenden 3 Tagen hattest du immer wieder vierzig Grad Fieber, trotz Verabreichung starker Fieberzäpfchen. Nach diesen drei Tagen beschloss ich, mit dir in die Bioresonanz zu gehen. Ich frage mich heute noch, warum ich das nicht eher gemacht habe. Wir waren am Nachmittag dort und in der darauffolgenden Nacht warst du plötzlich putzmunter und das Fieber war sehr stark gesunken. Von dort weg war ich restlos überzeugt, dass alternative Behandlungsmethoden sehr unterstützend sein können.

So vergingen die Jahre mit mehr oder weniger großen Turbulenzen. Du warst der erste im Kanton Bern, der in Begleitung einer Heilpädagogin die öffentliche Schule besuchen durfte. Es war dein ausdrücklicher Wunsch, da du ja nicht geistig behindert bist. Das war eine riesengroße Aufgabe für uns Eltern, allein schon der Umstand, eine Schule und Lehrerinnen für eine Integration in die Regelschule zu begeistern, erwies sich als nicht einfach. Es war immer wieder sehr belastend für dich, nie zu wissen, ob es im neuen Schuljahr weitergehen würde. Du hast sogar ein zehntes Schuljahr machen dürfen. In dieser Zeit haben wir gemerkt, wie gut du schreiben kannst und wie hintergründig und berührend deine Texte sein können. Während der obligatorischen Schulzeit wussten wir, wie dein Weg verläuft. Nach der Schulzeit wurde es schwieriger. Du warst in einer Gärtnerei in einem Praktikum, verbunden mit ein paar Lektionen Schule. Dann hast du verschiedene Werkstätten besucht, die dir keinen Platz anbieten konnten, bis es schlussendlich in Meiringen geklappt hat. Eine Anlehre kam für dich nicht infrage, da du zu viel Betreuung brauchst zum Arbeiten. Am meisten interessiert dich die virtuelle Welt. Wir haben dich schon als kleines Kind kaum mehr von farbigen, blinkenden Durchlaufreklamen wegbringen können. Computer, Handy, IPad – das alles fasziniert dich so sehr, dass du, um in diese Welt abtauchen zu können, sogar ungestützt schreibst. Weshalb das für deine persönlichen Gedanken nicht funktioniert, habe ich noch nicht herausgefunden. Du hast auch ein für dich eigens zugeschnittenes Zehnfingersystem entwickelt. Deine Finger huschen in rasantem Tempo über die Tastatur. Auf YouTube holst du dir alles, was dich interessiert, auch in fremden Sprachen. Du bringst dir das auch selber bei. Als kleiner Junge hast du sogar den Internetcorner vom Hotel geknackt. Wie du das gemacht hast, wissen wir bis heute nicht. Auch die zuständige

Firma konnte das fast nicht glauben. Das wäre unmöglich. Und dann durch so ein kleines Kind … Wer weiß, was noch alles in dir schlummert. Wir lassen uns gerne überraschen.

Wir haben auch viele alternative Therapien und Behandlungen in Anspruch genommen. Dank dir, Dominic, habe ich sie auch kennen gelernt und ausprobiert. Teils wurde ich durch Erzählen über dich darauf aufmerksam gemacht oder ich habe darüber gelesen. Viele Jahre machten wir Kinesiologie und konnten damit sicher manchen Rucksack leeren. Es half auch uns auch als Familie über die Runden und brachte uns ganzheitlich weiter. So lernte ich immer wieder neue Therapien und Menschen kennen, die mir weitergeholfen haben. Ich habe auch angefangen mit dem Bauch zu spüren, ob das stimmig ist, wenn was Neues kommt. Danke, Dominic! Ohne dich hätten wir nicht so eine intensive und freudige Entwicklung gemacht. Da bin ich überzeugt. Ich bin heute glücklich, dass du da bist, unser Leben bereicherst, und du so bist, wie du bist. Wir lieben dich von ganzem Herzen.

In Liebe,
deine Mami

Meine Nachbarn, Karin Schnellmann und Bernd Räpple

Dein Rufen, deine Töne, wenn du das Haus verlässt, fehlen, wenn wir sie ein paar Tage lang nicht mehr gehört haben. Wir könnten ja auch froh sein, denn dein Rufen ist manchmal sehr laut. Wir sind jedoch nicht glücklich, wenn wir dich nicht hören, denn wir haben dich gerne in unserer Nähe. Du strahlst etwas aus, das uns fehlt, wenn du nicht da bist. In Wirklichkeit sind es nicht deine Geräusche, die uns fehlen, es ist einfach dein Dasein, das wir schätzen. Du siehst uns zwar selten mit den Augen an, aber wir wissen, dass du uns wahrnimmst, dass du uns mehr kennst als viele andere. Wie eindrücklich, wenn du uns in bewegten Zeiten, z.B. wenn ein uns lieber Mensch gestorben ist, eindrückliche Worte zum Verlust schreibst und uns Mut machst durch deine wertvollen Gedanken zum Sterben und zur Trauer.

Einmal haben wir dich im Aldi laut rufen gehört. Es war nicht nur ein Rufen, es war ein richtiges lautes Schreien. Wir haben dich zunächst nicht gesehen, durch dein Rufen haben wir dich sofort erkannt. „Oh, schön, Dominic ist da", war unsere Reaktion. Viele Kunden im Laden haben sich umgedreht, dich ange-

starrt oder betreten zu Boden geschaut. Den Menschen war dein Rufen vielleicht lästig, unangenehm und befremdend. Menschen, die dich kennen, ist das nicht lästig, sie kennen deine Stärken, sie kennen deine wertvollen Gaben und nehmen dich so, wie du bist, weil du einzigartig bist wie ein jeder oder eine jede von uns.

Für uns bist du auch ein Botschafter. Ein Botschafter aus einer etwas anderen Welt, zu der wir nur einen sehr begrenzten Zugang haben. Ein Botschafter, der uns sagt, dass wir alle Menschen in ihrer Einzigartigkeit ernst nehmen sollten, genau so, wie sie sind. Wir sollten alle Menschen lieben in ihrer Einzigartigkeit, auch wenn sie noch so anders sind, als wir es gewohnt sind, auch wenn sie nicht in unser normiertes Weltbild passen. Du zeigst uns auf, dass wir nie voreilig über Menschen urteilen sollten, dass wir stets das Herz öffnen sollten gegenüber Menschen, die anders sind als wir.

Diesen Winter durfte Bernd mit dir und deiner Schwester Nathalie Skifahren. Das fand Bernd total lustig. Du bist ziemlich schnell den Hang runtergefahren, hast keinen Unfall gemacht, hast aber doch ab und zu laute Töne von dir gegeben. Es war richtig lustig mit euch beiden. Ein paarmal bist du mit dem Bügellift hochgefahren, du wolltest dann oben einfach nicht vom Bügellift steigen. Somit musste der Mitarbeiter der Bahn jedes Mal eine Notabschaltung des

Liftes vornehmen. Gerne hätte Bernd gewusst, wieso du den Liftbügel nicht loslassen wolltest. Der Bahnmitarbeiter hat nach jeder Notabschaltung geschimpft, ja auch unschöne, verletzende Worte dir gegenüber benutzt. In deinem Gesicht stand dir jedoch der Schalk geschrieben, du hast auf den „Stockzähnen" gelacht, es war dir offenbar nicht unangenehm, dass du Notabschaltungen des Liftes provoziert hast. Wolltest du vielleicht sogar dem Mitarbeiter des Liftbetriebes etwas aufzeigen? Wolltest du ihm mit deinem Verhalten eine Botschaft geben? Wir wissen es nicht. Es ist für uns jedoch klar, dass du schon vielen Menschen eine Botschaft gegeben hast, die diese nicht mehr vergessen werden.

„Ich bin so, wie ich bin" macht dich einzigartig. Mögen viele Menschen durch dich die Erkenntnis bekommen, „ich bin so, wie ich bin", ich muss nicht anders sein, ich bin wertvoll und mit meinem einzigartigen Wesen, mit meinem Körper und mit meinen Gedanken, Hoffnungen und Ängsten ein Wunder auf dieser Erde.

Dominic, aus unserer Sicht verbindest du das Universum mit dem Wesentlichen, zeigst den Menschen die ganzheitliche Tiefe des Universums. Wir wünschen dir von Herzen, dass du deine wertvolle Gabe in deinem Sinne wahren und zum Segen der Menschen, der Natur und der ganzen Erde weitergeben kannst.

Schlusswort

Es war einmal ein Autist

Ein trauriger Haufen Elend. Er wusste nicht, was er spürte, er wusste nicht, was er fühlte, er fühlte auch seinen eigenen Körper nicht. Er war in einem Ameisenhaufen gefangen. Alles vibrierte innerlich, und dieses Gefühl zu ertragen war furchtbar. Sprechen konnte er nicht, und Gefühle zeigen auch nicht. Ihn faszinierte eines: die virtuelle Welt. Leuchtschriften, Fernseher, Computer, Gameboy, all das zog ihn magisch an. Er schaute sich das stundenlang an. Egal wo. Genau genommen konnte er da nicht stundenlang stehenbleiben. Er schrie und zeterte auf offener Straße, und er musste gegen seinen Willen weggezerrt werden.

Es zogen sich die Jahre dahin und Besserung kam. Er spürte seinen Körper besser und fing an, vieles zu lernen in diversen Therapien. Die Jahre zogen sich wieder dahin, und der Autist wollte ein Buch schreiben, was er auch tat. Er schrieb ein kleines Buch, und bald darauf erweiterte er es. Jetzt ist es fertig.

Vieles habe ich aufgeschrieben, vieles auch nicht. Ich schreibe immer noch. Digitale Medien interessieren mich nach wie vor. Was ist denn anders? Ich bin erwachsen. Ich habe ein gutes Leben. Ich habe immer noch Stereotypien. Ich nehme meinen Körper besser wahr. Ich würde am liebsten immer noch ohne Kleider leben. Ich esse vieles, was ich früher nicht angerührt habe. Ich habe ein besseres Sprachverständnis. Ich sehe gut aus, finde ich, und ertrage mich selber viel besser als früher. „Verrecke ab mir selber, wie gut ich dastehe!", sage ich immer. Ich bin selbst darüber erstaunt, wie sehr ich mich entwickelt habe. Aber dennoch reicht es nicht dafür, in eurer Welt zu genügen. Aber ich habe ein Buch geschrieben, und das haut mich aus den Socken. Ich kann auch diese Arbeit nicht alleine bewältigen, aber ich habe es geschafft, mit großartiger Hilfe. Danke allen, die mir geholfen haben in all den Jahren. Ich bin stolz, es vollbracht zu haben. Ich bin so, wie ich bin. Ganz einfach. Ich gebe mein Bestes, um in der Gesellschaft zu überleben. Ich hoffe, dass ihr mein Buch gut findet, und immer wieder darin blättert. Danke für eure großartige Aufmerksamkeit.

Dominic Müller